ラーニングシリーズ

IP
インタープロフェッショナル

保健・医療・福祉専門職の
連携教育・実践

❹ 臨床現場でIPを実践し学ぶ

藤井博之 編著

協同医書出版社

編著者

藤井博之（日本福祉大学社会福祉学部社会福祉学科／佐久総合病院地域ケア科・リハビリテーション科）

執筆者（五十音順）

上村伯人（上村医院）

木村圭佑（医療法人松徳会花の丘病院リハビリテーション科地域連携室）

小島　香（こじまデンタルクリニック／元・国立長寿医療研究センター機能回復診療部）

座光寺正裕（佐久総合病院総合診療科・国際保健医療科）

沢田貴志（港町診療所）

下元佳子（一般社団法人ナチュラルハートフルケアネットワーク）

千葉智子（石巻市立病院）

中野智紀（社会医療法人ジャパンメディカルアライアンス東埼玉総合病院糖尿病代謝内科地域糖尿病センター／北葛北部医師会在宅医療連携拠点菜のはな）

平澤哲哉（在宅言語聴覚士）

古屋　聡（山梨市立牧丘病院）

吉村　学（宮崎大学医学部地域医療・総合診療医学講座）

『④臨床現場でIPを実践し学ぶ』
正誤表

執筆者一覧において、以下2名の方が一覧に入っておりませんでした。

小松裕和（佐久総合病院地域ケア科）

吉浦　輪（東洋大学ライフデザイン学部生活支援学科）

お詫びを申し上げるとともに、訂正させていただきます。

推薦の序

　諸専門職が一緒に学ぶことが、よりよい協働をもたらすとは、WHOの明言するところです[1]。日本の大学における多職種連携教育（IPE：Interprofessional Education）の先駆者が述べていることを、より簡略に述べれば、次のように言い表せます。

　『専門職が、共に、お互いから、お互いについて学ぼうとしなければ、相互の信頼と尊敬を養うことは難しい。互いの教育と実践の比較から類似性と違いを見いだし、専門知識を結び合わせて、当事者、家族、地域社会の複雑なニーズに、一つの専門職の限界を超えて応じることも、同様である』

　日本各地で起こった多職種連携の運動が合流し、それを担う世代として学生や教員たちが成長しつつある時に、彼らと経験を共有する責任が、先駆者たちにはあります。この難しい課題に、本シリーズ5冊の編著者と執筆者たちは応えようとしています。

　実践での協働を進めるためのIPEは、チームワークが普及するに従って広がっています。人口構成が高齢化する中で、人生の質を支える医療の分野では、それはとりわけ顕著です。政府の支持を得て、他国の経験に依拠しながら、専門職が連携して働くことに焦点をあてた教育を、日本の大学は編み出してきています。そこでは、厳密な教育評価がなされています。見いだされた知見は、国内外の学生、教員、大学の間で、広く誠実に共有され[2-4]、オリジナルな研究ツール[5]と概念の枠組み[6]が生まれています。

　日本と英国の交流は当初から、学生の相互訪問、教育カリキュラムの共同開発、プロジェクトの評価、翻訳など、創造的に進められてきたことが特徴です[7,8]。

　"All Together for Better Health"という国際学会が2年に一度開催されています。その第6回は2012年に神戸学院大学で開催され、日本インタープロフェッショナル教育機関ネットワーク（JIPWEN：Japan Interprofessional Working and Education Network）[9]と、日本保健医療福祉連携教育学会（JAIPE：Japan Association for Interprofessional Education）[10]が主催しました。このイベントよって日本は、多職種連携の国際的なコミュニティの心をつかみました。テーマは「新たなる地平を拓く：IPEと協働実践の多様性と特徴（Exploring New Horizons：Diversity and Quality in Interprofessional Education and Collaborative Practice）」という時宜にかなったもので、太平洋を越えた多職種連携の発展に日本が参画する宣言でした[11]。日本と太平洋を挟んだ隣人との協働は、その後の5年間に速度を増し、IPEはいたるところに肥沃な土壌を得るに至りました。

　多職種連携を進める世界的な運動は、日本もその重要なメンバーに加わって、以下の主張を繰り広げています。すなわち、一つの学問分野として認識されるために、確固とした基準に基づく規範と、一貫した理論的枠組に根ざして、多様で変化し続けるニーズに応じ

ながら、基本原則を柔軟に適用し、限りある資源を節約し、新しい専門職教育によって患者へのケアの変化を促そうとしているのです[12-14]。

全5冊からなる本シリーズは、この大志を実現するために、太平洋を超えたパートナーシップによって日本で生み出された、実例といえる作品なのです。

Hugh Barr
President
CAIPE：the Centre for the Advancement of Interprofessional Education
London, UK

引用文献

1) World Health Organization（WHO）：Learning together to work together for health；report of a WHO Study Group on Multiprofessional Education of Health Personnel；the Team Approach. WHO, 1988.
2) Endo K, Magara A et al.：Development and practice of interprofessional education in Japan；modules, sharing, spreading. Niigata University of Health and Welfare with others, 2012.
3) Maeno T, Takayashiki A et al.：Japanese students'perception of their learning from an interprofessional education program；a qualitative study. International Journal of Medical Education 4：9-17, 2013.
4) Ogawa S, Takahashi Y et al.：The Current Status and Problems with the Implementation of Interprofessional Education in Japan；An Exploratory Study. Journal of Research in Interprofessional Practice & Education 5：1-15, 2015.
5) Sakai I, Takahashi Y et al.：Development of a new measurement scale for interprofessional collaborative competency；a pilot study in Japan. Journal of Interprofessional Care 31：59-65, 2017.
6) Haruta J, Sakai I et al.：Development of an interprofessional competency framework in Japan. Journal of Interprofessional Care 30：675-7, 2016.
7) Barr H, Koppel I et al.：Effective Interprofessional Education；Argument, Assumption and Evidence. Blackwell, 2005.
8) Freeth D, Hammick M et al.：Effective Interprofessional Education；Development, Delivery and Evaluation. Blackwell, 2005.
9) Watanabe H, Koizumi M (eds.)：Advanced Initiatives in Interprofessional Education in Japan. Springer, 2010.
10) Takahashi H, Watanabe H et al.：Foundation of the Japan Association for Interprofessional Education (JAIPE)[Forman D, Jones M et al. (eds.)：Leadership and Collaboration；Further Developments for Interprofessional Education]. Palgrave Macmillan, 2015, pp47-67.
11) Lee B, Celletti F et al.：Attitudes of medical school deans towards interprofessional education in Western Pacific Region countries. Journal of Interprofessional Care 26：479-483, 2012.
12) Barr H：Interprofessional Education；the Genesis of a Global Movement. CAIPE (Online), 〈https://www.caipe.org/resources/publications/barr-h-2015-interprofessional-education-genesis-global-movement〉, 2015.
13) Frenk J, Chen L et al.：Health professionals for a new century；transforming education to strengthen health systems in an interdependent world. The Lancet 376：1923-1958, 2010.
14) World Health Organization（WHO）：Framework for action on interprofessional education and collaborative practice. WHO, 2010.

1987年に設立された英国のCAIPE（IPE推進センター）は、国内外の法人、個人、学生、そしてサービス対象者などのメンバーシップで構成された独立の組織です。CAIPEはそれらのメンバーと協力し、彼らを通じて連携協働を改善し、それによってケアの質を向上させるためにIPEを促進し、開発、支援などを行っています。このようにCAIPEは、英国および国際的にIPEの発展に重要な影響力を持つ機関です。

　IPEを推進しようとしている日本の大学とCAIPEとの関係は、2003年、ある日本の大学からCAIPEへ送られてきた簡潔な電子メールから始まりました。メールの内容は、CAIPEとIPEについての問い合わせでした。それ以来、CAIPEおよび英国の大学メンバーと日本の大学との関係は、強固で永続的なIPEパートナーシップへと発展しました。

　その最初の電子メールをきっかけに始まったCAIPEと日本の大学との学術交流は、その後、徐々に英国へIPEの見学に訪れるようになった日本の大学スタッフたちのために、英国でIPEをうまく学べるようにというCAIPEの支援的配慮によって継続的に続きました。日程や研修内容が調整され、合理的にマネジメントされた日本人教員の英国におけるIPE研修の基盤が整備されたのです。その結果、日本から多くの大学スタッフが、IPEを実践している英国の大学や病院、地域に配置された国民保健サービス（NHS）機構関連施設などを訪問し、研修や学術的交流を行っています。さらに、日本の臨床における専門家やグループによる訪問も後を絶たず、ほぼ定期的な年次行事のような様相を示しています。また、個別の大学スタッフや臨床家、研修希望者などもしばしばCAIPEを訪問しています。

　しかしながら、こうした訪問は決して一方通行ではなく、日本のIPE探求者たちによる英国訪問を快く引き受け受けた英国人教員たちも、双方の知識や経験、新しいアイデアを共有し、日本における多数の大学でのIPE開発を支援するために日本へ招待されました。つまりIPEを基盤とする国際的な相互交流が始まったのです。

　こうした相互訪問の経験を通じて、実に多くのものが共有され、そしてお互いと共に、お互いから、お互いについて学び合うことができました。この二国間の関係では実際に、教員交流、学生交流、英国と日本の大学におけるIPEの共同カリキュラム開発や、共同研究プロジェクトなどがもたらされ、双方の大学・臨床機関とその関係者が共に豊かな知識と体験を得ることになりました。

　一方で、日本のIPEは急速に発展したように思われます。それを支えているのは、国や地方自治体による研究資金による援助だと考えています。IPEを発展させるために、これまで日本側で選択されたアプローチはよく考えられ、非常に思慮深いものばかりでした。

日本でのこれまでのIPEのための企画は、小規模ながら非常によく計画が練られており、準備などの詳細も知れば知るほど印象的なものばかりでした。

　IPEにおける開放的な新しいアイデアや、さまざまなやり方を試みる高い意欲は、教育の改善のための絶え間ない精進によって支えられます。それは、日本におけるIPEの重要な特徴である継続的な研究と、質を重視する評価にも反映されています。しかも、このすべては、IPEの世界的な拡大の中で行われており、教育者や専門職者たちは世界中の国々からIPEへの洞察を求めてきました。経験や価値を共有すること、アイデアや知識を交換し、開発すること、世界中のさまざまな状況や文化に直面している課題の類似性を教育者や専門職らは認識しています。しかしながら、IPEがどのように進められているのかは、その文脈によって大きく異なります。国や地方特有の要因や、固有の文化は、IPEの開発を促進するために国際的な視点を用いることの重要性が示されていますが、まずは地域の状況において行動することが一番重要です。つまり、それこそがこのIPEシリーズが刊行された大きな理由であり、大変タイムリーな本であると考えます。

　教員、学生、臨床家のいずれであろうと、IPEの実践に携わる人々は、容易にアクセスすることが可能で、有益な情報に富んだ、かつ実用的な知識を必要とします。これまで日本で出版されたIPEに関する書籍は、英語から翻訳されたもの（CAIPE関連のテキスト）が2冊ありましたが、本シリーズは日本の教育者、専門職、専門学生のための最初のIPEテキスト・ブックであり、これまでのIPEにおける蓄積とIPEの重要なプロセスとを提供しています。

　このシリーズは協働による臨床実践能力を育成するIPEを開発し、そして提供するという挑戦的な課題で模索している人々にとって、大きな助けとなるでしょう。そして、IPEを提供する教育機関、臨床におけるサービス提供者、および専門職者たちにとって必要不可欠な財産になるはずです。

Helena Low
International Liaison
CAIPE：the Centre for the Advancement of Interprofessional Education
London, UK

『ラーニングシリーズ　IP』
正誤表

本書の「はじめに」において、誤りがございました。

・viiページ下から5～6行目
　【誤】賃上げ
　【正】質上げ

お詫びを申し上げるとともに、訂正させていただきます。

はじめに

　「温故知新」とは『論語』で述べられている言葉で、つい最近の某学会のテーマに用いられ、"古い事柄も新しい事柄も、よく知っていて初めて人の師となるにふさわしいの意"と広辞苑は説いております。

　地球と人類の歴史が織りなしてきたさまざまな事柄は正に現代と未来への知恵と知識の宝庫、かけがえのない架け橋であることは疑いありません。私たちは今、21世紀という時代に立って抱えきれない膨大な過去の遺産のほんのわずかを携えて、人類が今までに遭遇したことのない未来という扉の向こうを覗き始めています。"過去の何を、そしてこれからの新しい何を、よく知っていて…"というこの文言は、いかにもずしりと重く響きます。

本著執筆の理由

　今回、私たちはかねてから課題として取り組んで参りました本著書き下ろしの作業を、ひとまず終了へとこぎつけることができました。何を知り、何ができるからこの著を書いたなどとの思いは微塵もありません。ただ気づきますことは、保健・医療・福祉に関連する職種は50種以上に及ぶという現状です。必要に応えて専門職が用意される社会であることはありがたいことです。と同時に、そこに必要となる倫理、職業的、社会的ルールは必要になります。

　これらの職種増の一因とも考えられる"リハビリテーション"が日本に紹介されましたのは昭和30年代で、リハビリテーションには医学的、職業的、社会的、心理的、教育的リハビリテーションがあり、この用語の元々の意味には"一度失った位階、特権、財産、名誉を回復すること、健康な状態に回復すること"とあります[1]。この「回復」の二字こそリハビリテーションの基本の精神、人権の回復につながるものと教えられました。上記の各領域に共通する"人間の基本的人権の尊重"が生かされることこそ、保健・医療・福祉のサービスを成功裡に導く鍵と考えます。次に福祉関連職増の要因は高齢社会を迎えたからといえますが、行政をはじめ、社会的にも準備が追いつかず、特に人材育成、補充、賃上げの課題があります。賃上げの問題は全関連職共通の、そして常時の課題であり、「連携」の目指す目標でもあります。

　共に働く保健・医療・福祉の職員が相互の職の使命、特徴を尊敬し、何よりも最善のサービスが対象者個人に届くためには、私たちはまだまだ相互に学び、人に仕える精神も技も連携法も学ばねばならないと自覚いたしております。

保健・医療・福祉関連職　欧米における胎動

　1940年代に"リハビリテーション医学"がすでにNYU（ニューヨーク総合大学）で開始されていましたが、米国における各関連職の多くはもちろんそれ以前に発足しており、1960年代に入りますと"医師の独走時代は終わった"とのフレーズが目に入り、新しい時代の風を衝撃的に受け止めました。1968年にASAHP（Association of Schools of Allied Health Professions）が組織されています。1969年に筆者が留学しました折はCAHEA（Committee on Allied Health Education and Accreditation）について知ることができ、ここに登録されている職種が当時29種あることもわかりました[2,3]。これを機に米国の保健・医療・福祉の専攻課程を持つ大学を選び、コア・カリキュラムの可能性について学んでみました。次に1975年に北欧を中心にドイツ、英国を加えて6か国の保健・医療・福祉関連職の教育体制、コア・カリキュラムの現状、需要と供給の関係、教員養成の状況などの視察研修（3か月）の機会を得ました。1975年における欧州の国々はそれぞれの歴史と特徴ある専門職を持ちながら、Allied Health Educationへの着手は萌芽期であるとの印象を受けました[4]。特に教員不足は深刻で、常勤は1名のみで非常勤、兼任が多いことは驚きでしたが、日本の場合もこれに重なります。一つの専門職がどのように成熟していくかについては、やはり行政との関わり、理解により、また専門職団体自身の動きにも当然ながら大きく関わることも学びました。コア・カリキュラムの施行については理学療法士、作業療法士に限りますが、デンマークのオーデンセ、英国のロンドン、スウェーデンのヨーテボリなどの教育機関で、コア・カリキュラムが試行段階で始められておりました。

　デンマークと英国は厚生省の関わりで大きな期待が寄せられており、教職員の関心も大きなものがありました。ロンドンのキングスカレッジは3年制から4年制への動きに初挑戦と伺いました。この時から40年余りを経ていますが、その後の英国での活躍は目覚しく、本著にも紹介されている通りです。

　では、日本ではどうであったかといいますと、医療から生活への移行を旨とするリハビリテーションのように、医師や看護師のみならず、療法士や社会福祉職といった多職種の効果的な働きが必要とされる現場では「チームワーク」あるいは「チームアプローチ」という考え方は従来からありました。そして、リハビリテーションをとりまく社会情勢の変化に合わせて、医療と福祉の職員も地域へと進出していく気運が強くなってきました。その結果、熱心に取り組む大学が2000年に入り現れ始め、"日本保健医療福祉連携教育学会（JAIPE）"も2008年11月に発足し、会員の皆様のご活躍が報告されております。もちろん、周知されていない多くの軌跡があることに言及できませんところはお許しいただきたく存じます。

　「連携教育」は、ただ多職種にわたる専攻科の学生が一緒に机を並べて学ぶということではありません。もちろん他学生の専攻する専門職についての理解を深めることは必要で

す。そのうえで、お互いの優れた専門性が最善の質と量と順位で対象者に届けられるかについて、必要な認識、知識、技術、心掛け、連携力を培うことを学べる教育現場、実践現場が必要だという認識の共有が問われていると思います。

本シリーズの紹介

　全5巻から成ります本シリーズの構成は、概論、教員向け、学生（初学者）向け、臨床家向け、事例集というスタンスから成り立つよう考えました。

　なにぶん"連携教育"といいましても、「連携教育学」なる論は無く、「原則」といいましてもその明言は無く、あるものは「現象と実践」という日本の現状からの執筆でありました。一方、すでにIPE、IPC (Interprofessional CollaborationもしくはIPW：Interprofessional Work) の教育体制を整えておられる英国の範に習い実践を重ねたうえでの内容も（特に本シリーズ③において）紹介されております。本シリーズ①から④では各章の内容を把握しやすくするために、章の冒頭に「本章のポイント」を設けています。また5巻それぞれの特徴を活かし、キーワードや学習のポイント、トピックなど、学習の手助けになるレイアウトを考慮いたしました。

　さらに、5巻それぞれの内容で相互に関連性がある箇所には「リファレンス（★マーク）」を設け、シリーズ全体を使った総体的な学習も可能となっています。

　また、本シリーズのタイトルにもなっている「IP (Interprofessional)」という用語については、日本国内でもまだ翻訳が統一されていないのが現状です。主にIPEは「多職種連携教育」「専門職（間）連携教育」、IPC (IPW) は「多職種連携協働（実践）」「専門職（間）連携協働（実践）」と訳されることが多いですが、未だ統一された見解はなく、今後こうした課題の解決は急がれます。しかし、IPE、IPC (IPW) どちらにおいても重要なのは、自らの専門性という枠組みを超えて思考する、つまり「IP（インタープロフェッショナル）」な考え方を身につけるということです。『ラーニングシリーズ　IP（インタープロフェッショナル）～保健・医療・福祉専門職の連携教育・実践～』という本シリーズのタイトルには、そうした思いが込められています。

　また、本著の性質から、多職種にわたる著者の皆様、またその道の先生方のお力添えを頂戴いたしました。この点につきましては今後、さらに多くの先生方のご活躍、ご教示を頂戴できますことを願っております。

明日という日に向けて

　2014年6月に「医療介護総合確保推進法」が成立し、国は2025年を見据えて「地域医療構想」を策定しています。今後急性期機能中心から回復期機能への転換が見込まれるとなれば地域における医療介護の総合的な取り組みが必要となります[5]。

保健・医療・福祉関連職員は、みな一致協力体制をとることになりますが、これは異なる職種の専門性が融合するということではなく専門性のより優れた"質"を、より優れた協働、協調の精神と方法手段のもと、個人のニーズにお届けするということであると考えます。

　受けた専門職の教育を胸に巣立つ、卒業生のためにも、現場を担う多くの関連職員教員のためにも、それぞれの専門職の使命が力強く、温かく連携の成果を届けられるよう願います。本著の目標は、ひとえにこのゴールを目指しております。

　今後、この連携の目標に向かっての教育、臨床、地域の実践現場における勉学も研究も、一層しっかりと構築、発展していきますことを心より祈念いたします。

おわりに

　甚だ不十分ながら、著者それぞれが、これまで置かれてきた立場と現場での実践から執筆させていただきました。皆様のご指摘、ご支援をいただきまして、さらに充実する改版へと進められますよう願いまして、この初版を世に送らせていただきます。

　本著出版にあたりましては、協同医書出版社社長中村三夫氏のご指導、ご担当の宮本裕介氏のお骨折りをいただきました。執筆者一同心より御礼申し上げます。

矢谷令子

引用文献

1) 砂原茂一：リハビリテーション．岩波書店，1980，pp57-74.
2) The council on medical education of the AMA：Allied Medical Education Direforg, 1974.
3) Farber NE et al.：Allied Medical Education. Charles C Thomas Publisher, 1989.
4) 矢谷令子：ヨーロッパ作業療法教育の動向．理学療法と作業療法 11：271-277，1977.
5) 坂上祐樹，迫井正深：地域医療構想について．公衆衛生情報 46(4)：3-9, 2016.

本シリーズの特徴

①IPの基本と原則
　IPを学ぶうえで欠かすことのできない基本的な知識や、IPが今求められている背景、なぜIPが必要なのかを詳細に解説しています。学生、臨床家、教員にかかわらず、IPに関心がある全ての人にとって必須の基本書となっています。

②教育現場でIPを実践し学ぶ
　主に保健・医療・福祉専門職を養成する学校の教員の方を対象としています。それぞれの学校でIPEを推進し、学生へ連携を教授する方法が詳細に解説されています。教員のみならず、臨床家や学生がさらに発展的にIPを学んでいく際にも活用できます。

③はじめてのIP　連携を学びはじめる人のためのIP入門
　主に学生・初学者の方を対象にしたIPの入門書です。IPE、IPC（IPW）、連携といった言葉に関心はあるけれど、何から勉強すればよいかわからないという方は、①と共にまずはこの本から学びはじめることがお勧めです。

④臨床現場でIPを実践し学ぶ
　すでに臨床現場で働いている専門職の方を主な対象としています。それぞれの現場で連携を実践し、さらに周りの専門職と一緒にIPを実践しながら学んでいくための方法が数多く紹介されています。また、全国各地でIPC（IPW）を実践されている現場の臨床家の方たちの実践報告も数多く紹介されています。

⑤地域における連携・協働 事例集　対人援助の臨床から学ぶIP
　20の事例をきっかけに連携について考え、学ぶことができる事例集です。学校教育や臨床現場でのディスカッションの材料として幅広く使用することが可能で、IPを学んでいくために必携の事例集となっています。

目　次

推薦の序　iii
はじめに　vii
本シリーズの特徴　xi

第1章　その現場ではどんなチームワークが必要か？　1

1　チームという方法（木村圭佑）……2
1　臨床現場のチーム　2
2　注目される課題別医療チーム　3
3　在宅医療・介護連携拠点の広がり　13
4　困難ケースに向き合うために　14

2　臨床における多職種連携・協働の論点
　〜多職種連携・協働の落とし穴〜（吉浦　輪）……15
1　専門職チームが持ち得る集団的暴力性　15
2　熱心に治療やリハビリテーションを進めればよいチームなのか　17
3　専門職の権威性と援助関係の非対称性　19

3　チームをつくる〜多職種協働の組織化と目標〜（吉浦　輪）……22
1　多職種連携・協働の基盤としての当事者の人間理解　22
2　どのようなチームを目指すのか　24
3　武谷三段階論に基づく援助職としてのチームの成熟段階　25
4　チームの構造と類型　27
5　連携の輪をどう広げるか　30

第2章　現場の連携教育・学習の必要性・困難性・可能性（吉村　学）　33

1　現場の連携教育・学習……34
1　変わってきた現場と業務　34
2　連携教育の広がりと「世代間ギャップ」　35
3　事業所内の連携教育・学習　36
4　事業所を超えた連携教育・学習　38
5　事例検討会を企画・運営する　39
6　多職種協働の学習会を企画・運営する　42

第3章 病院や施設での連携教育・学習　45

1 病院・介護施設におけるチームワーク（木村圭佑）……46
1. 組織と職種構成を知る　46
2. 病院の組織と職種構成　46
3. 介護施設の組織と職種構成　53
4. 連携・協働の課題と対策　55

2 推進チームをつくって運営する……56
1. 病院における課題別チーム（藤井博之）　56
2. チーム運営と利点及び課題（藤井博之）　56
3. 摂食嚥下サポートチーム（小島　香）　58
4. 佐久総合病院におけるテクノエイド支援チーム（藤井博之）　62

第4章 地域ケアでの連携教育・学習　67

1 地域包括ケアと協働（吉村　学）……68
1. 地域アイデンティティ、地元愛　69
2. ヘルスケアシステムサイエンスの重要性　69
3. 地域の中での学びの集団をどうするのか？　70

2 多職種・多事業所間のチームワーク（吉村　学）……71
1. 事業所構成と職種構成　71
2. 協働の課題　72

3 地域でIPEを進める組織づくりとその運営……74
1. 地域ケアネットワーク佐久（SCCNet）（小松裕和）　74
2. 「地域医療魚沼学校」によるIPEで医療を育てる（上村伯人）　76
3. 岐阜県におけるごちゃまぜIPE（吉村　学）　79
4. 埼玉県幸手市における地域包括ケアと多職種協働を支える取り組み（幸手モデル）（中野智紀）　81
5. 松阪・多気地区地域リハビリテーション連絡協議会の取り組み（木村圭佑）　84
6. 訪問リハビリテーションと多職種連携（平澤哲哉）　87
7. 福祉機器展で得たもの～高知福祉機器展とうえるば高知～（下元佳子）　88

第5章 被災地医療支援や国際保健活動における連携教育・学習　93

1 被災地医療支援と国際保健活動（藤井博之）……94
1. 共通性と異なる点　94
2. 緊急医療支援と慢性期医療支援・生活支援　95
3. 在日外国人労働者への支援　96

2 連携教育の位置（藤井博之）……97
1. 支援者・支援組織が学ぶ　97
2. 被災地・現地の学習・教育活動　97

3 **実践例**……98
    1　石巻市開成地区（千葉智子）　98
    2　気仙沼市本吉町（古屋　聡）　100
    3　佐久総合病院・国際保健委員会（座光寺正裕）　102
    4　国際保健協力市民の会SHAREの活動〜東日本大震災時に経験した緊急災害時の多職種連携のコーディネート〜（沢田貴志）　105

索引　109

第1章

その現場では どんなチームワークが 必要か？

本章のポイント
- 保健・医療・福祉の現場では、チームという方法が注目されている。診療報酬制度で認められた各種の課題別医療チームが焦点の一つである。地域包括ケアを目指す、在宅医療連携拠点推進事業（2015年からは在宅医療介護連携推進事業）もある。
- 一方で、臨床現場での多職種連携には落とし穴もある。集団のもちうる「暴力性」に、専門職は、自覚的でありねばならない。
- 出発点に当事者理解を据えるとともに、さまざまな問題を乗り越えながら、置かれた状況に合わせていくことが、チーム形成の課題である。

1 チームという方法

1 臨床現場のチーム

　日本における保健・医療・福祉の現場において、遅くとも1960年代からチーム医療の重要性が指摘されていたと考えられている[1]。たとえば1963年に日本リハビリテーション医学会が設立され、当初からリハビリテーションがチーム医療であることが強調されてきたことや、1965年頃から看護領域において同じくチーム医療という言葉が使用されてきたことが挙げられる。また、地域医療の分野においても、多職種で構成されるチームの重要性が指摘されている。

　1970年代になると医師や看護師だけではなく、リハビリテーション専門職などの異なる専門職が集うチーム医療の概念が拡大した。特に、1966年の理学療法士（PT：Physical Therapist）・作業療法士（OT：Occupational Therapist）の国家資格化を皮切りに、視能訓練士（1971年）、管理栄養士（1985年）、臨床工学技士・義肢装具士（1987年）、社会福祉士（以下、ソーシャルワーカー）・介護福祉士（1987年）、救急救命士（1991年）、言語聴覚士（1997年）、精神保健福祉士（1997年）が専門職として臨床現場に登場している[2]。また、医療ソーシャルワーカー（MSW：Medical Social Worker）、臨床心理士といった専門職は国家資格化されていないものの、診療報酬上で回復期リハビリテーション病棟における施設基準の中で配置が明記されるなど、今日ではチーム医療に欠かせない存在となっている。さらに2000年にケアマネジメントを担う専門職として介護支援専門員（以下、ケアマネジャー）が誕生し、今日の介護保険制度におけるチームマネジメントの中核を担っている。

　地域医療のチームという視点では、1992年の第二次医療法改正において医療の提供場として居宅が正式に認められ、在宅医療に関連する診療報酬が新設・改定されたのを機に、同年の訪問看護ステーションの開始、2006年の在宅療養所支援診療所の新設、そして後述する在宅医療連携拠点事業へと発展している。

　また、2012年の診療・介護報酬同時改定をはじめ、2014年の診療報酬改定、2015年の介護報酬改定、2016年の診療報酬改定においても、臨床現場におけるチームの重要性が加算要件や重点課題として多々取り上げられている。特に地域包括ケアシステムや医療・介護連携拠点事業などにおいて、チームに関するキーワードが今まで以上に強調されている。

さらに注目すべき点として、今までチームを構成するのは医療や福祉といった専門職のみであることが多かったが、地域包括ケアシステムにおける自助・互助といった取り組みに代表されるように、地域住民や当事者である患者・利用者もまたチームを構成する一員であるとの考え方に基づき運用されているチームも誕生している。そのため、今日の保健・医療・福祉の臨床現場では院内・施設内、地域という主にそのチームが活躍している場所のみだけではなく、専門職のみで構成するチームと、患者や利用者などの当事者を交えたチームという、構成メンバーによって異なる視点・価値を使い分け、運用することが求められている。

2 注目される課題別医療チーム

2000年以降、保健・医療・福祉の臨床現場においてチームの重要性が唱えられたものの、現実的にはその運用に関してはさまざまな困難を抱えていた。そういった背景も相まって、2009年に厚生労働省は「チーム医療の推進に関する検討会」を発足させた。そして、2010年3月に、チーム医療とは「医療に従事する多種多様な医療スタッフが、各々の高い専門性を前提に、目的と情報を共有し、業務を分担しつつも互いに連携・補完し合い、患者の状況に的確に対応した医療を提供すること」[3]と発表している。また、その中で院内横断的な取り組みを行う課題別医療チームの例として、栄養サポートチーム、感染制御チーム、緩和ケアチーム、口腔ケアチーム、呼吸サポートチーム、摂食・嚥下チーム、褥瘡対策チーム、周術期管理チームの8チームを紹介している[4]。また、「チーム医療の推進に関する検討会」と同じ2009年に発足したチーム医療推進協議会[5]からは、活躍している主な医療チームとして、褥瘡管理チーム、緩和ケアチーム、糖尿病チーム、栄養サポートチーム、救急医療チーム、摂食・嚥下チーム、感染症対策チーム、呼吸ケアサポートチーム、医療機器安全管理チーム、医療安全管理チーム、リハビリテーションチームの11チームを紹介している。本書では後者のチーム医療推進協議会で紹介されているチームについてさらに詳しく述べていく。

なお、各チームに参加する専門職とそれぞれの役割の一覧を示した表は、全て文献[5]を元に筆者が作成した。

① 褥瘡管理チーム

褥瘡管理チームは褥瘡の予防や早期発見に努め、適切な褥瘡管理によって改善・治癒することを目指している。参加する専門職とそれぞれの役割は表1-1のようになる。特に褥

表1-1　褥瘡管理チーム

主な専門職名	主な役割
医師	褥瘡の評価、治療方針の決定、治療の実施
薬剤師	治療に使用する外用薬やドレッシング材の特性・使用方法の提言・指導、薬効の評価
看護師	全身状態の観察・評価、予防ケア・処置の実施
作業療法士	ポジショニング・福祉用具の評価・調整
理学療法士	除圧方法の指導
臨床検査技師	栄養状態などの情報提供、褥瘡の原因特定
管理栄養士	栄養状態の評価・改善計画の立案
医療ソーシャルワーカー	患者・家族との情報共有
義肢装具士	車いすのシーティング評価、除圧調整
救急救命士	褥瘡状態を考慮した搬送、救急救命処置

瘡に対する処置・ケアの治療方針の統一だけでなく、体位変換時や移乗時などの介助時やポジショニングの際に、褥瘡の予防や悪化防止に向けた方法を多職種で検討、統一することでより効果を高めることができる。

❷ 緩和ケアチーム

　緩和ケアチームはいわゆる余命宣告を受けた、病院の緩和ケア病棟や施設、自宅で療養中の患者の身体的症状（疼痛、身体の倦怠感、呼吸困難感など）、心理社会的問題（病気や仕事、家族に対する心理的不安など）、スピリチュアルな症状（死への恐怖感、自己の存在意義や価値に対する苦しみなど）に対して、早い段階でチームとして介入しQOL（Quality of Life）の維持・向上を目指す。参加する専門職とそれぞれの役割は表1-2のようになる。また、患者本人だけでなく、その家族に対してもチームとして働きかけてグリーフケアを行う場合もある。特に死生観は個々によって異なるため、専門職間における価値や情報共有がより求められる。

❸ 糖尿病チーム

　糖尿病チームは入院や外来の糖尿病患者の日常的な療養生活のサポートを行い、主に三大合併症（糖尿病性神経障害、糖尿病性網膜症、糖尿病性腎症）を予防し、将来失明や腎不全

表1-2 緩和ケアチーム

主な専門職名	主な役割
医師	緩和ケアの評価、治療方針の決定、治療の実施
歯科医師	歯科治療・口腔衛生管理の計画・実施方針の決定
薬剤師	薬物療法の支援、医薬品情報の提供
看護師	身体的苦痛の除去、心理・社会的サポート、家族へのグリーフケア
作業療法士	安楽な姿勢の調整、リラクゼーション、QOLへの支援
理学療法士	疼痛、呼吸苦の緩和、リンパドレナージ、身体の活動性の確保
臨床心理士	患者の死生観への支援、家族の喪失感への支援
診療放射線技師	放射線治療による骨転移部位の疼痛緩和
歯科衛生士	術前・術後の口腔衛生管理
管理栄養士	栄養状態の把握、食事療法中心の栄養治療
医療ソーシャルワーカー	生活、医療費、治療などに関する不安への支援、患者会の紹介
救急救命士	転院搬送サービス、患者搬送サービスの実施

表1-3 糖尿病チーム

主な専門職名	主な役割
医師	治療方針の決定、生活習慣改善のための動機づけ
歯科医師	歯周治療の実施、口腔衛生状態改善に向けた指導
薬剤師	生活情報の収集、治療の自己管理への意識づけ
看護師	自己血糖測定、インスリン自己注射、フットケアなどの自己管理に向けた指導・相談
作業療法士	自助具・福祉機器の使用方法指導、住環境整備
理学療法士	体力評価、レジスタンストレーニング、ウォーキングなどの指導
臨床心理士	心理的支援、病気との付き合い方への支援
臨床検査技師	診断や治療効果の判断、合併症予防などに関する情報提供、自己血糖測定器の管理、使用方法の指導
歯科衛生士	口腔清掃指導、専門的口腔清掃の実施
管理栄養士	栄養評価、食行動の変化に向けた個別・集団指導
医療ソーシャルワーカー	病気に関する不安への支援、社会サービスや患者会の紹介、在宅療養生活の支援
義肢装具士	フットケアとしてインソールや靴などの製作・適合
救急救命士	糖尿病性昏睡、低血糖性昏睡による全身状態の評価

による人工透析が必要になるような重症化を防ぐことを目指している。参加する専門職とそれぞれの役割は表1-3のようになる。糖尿病チームで求められる対応として、いわゆる各専門職による個別指導だけではなく、糖尿病教室などの集団指導という形もあるのが特徴的である。また、患者が自己血糖測定やインスリンの自己注射などを実施できるようになるためにも、教育入院から外来での継続的療養指導まで糖尿病チームとしてアプローチすることが、血糖コントロールの改善や体重調整（減量）、知識や意欲の改善に有効となる[6]。

4 栄養サポートチーム

栄養サポートチームは近年特に注目されているチームの一つで、主に加齢や侵襲、廃用症候群によって栄養状態が悪化している患者に対し、適切な栄養管理を行い、全身状態の改善、合併症の予防を目指している。2010年の診療報酬改定からは、多職種のチームによ

表1-4 栄養サポートチーム

主な専門職名	主な役割
医師	病態把握・治療、栄養補給の方法の決定
歯科医師	口腔衛生状態の評価、口腔機能訓練の指導管理
薬剤師	静脈・経腸栄養療法の処方設計支援・情報提供、栄養製剤の選択、在宅栄養療法の指導・支援
看護師	栄養状態の判定、食事・栄養補給の援助、輸液・経管栄養の管理、口腔ケアの実施
作業療法士	「食べる」一連の動作の治療・指導・援助、家事動作への指導・援助
理学療法士	食事姿勢の評価・指導・援助、身体活動の向上
言語聴覚士	摂食嚥下の評価・指導・援助、口腔清掃ケア
臨床検査技師	体液成分の分析、栄養状態・消化吸収機能の評価、栄養サポートが必要な患者の抽出、栄養計画への助言、栄養介入による効果判定
臨床工学技士	生命維持管理装置の医療機器の操作・保守点検
歯科衛生士	口腔衛生状態の観察・評価、専門的口腔清掃
管理栄養士	摂取栄養量・不足栄養素・栄養状態の評価、栄養補給計画の立案、食品や調理法の決定、栄養補助食品の選択、食事形態・経腸栄養剤の提言、水分管理の評価
医療ソーシャルワーカー	治療方針や療養上の悩みに対する意思決定支援、活用できる制度の紹介、在宅療養生活の支援
救急救命士	経管栄養による誤嚥、注入困難、チューブ内の血液、チューブ抜去などの管理、中心静脈栄養のカテーテル抜去

る栄養管理への取り組みを評価する加算も新設されている。参加する専門職とそれぞれの役割は表1-4のようになる。また、栄養サポートチームとしては院内や施設内に限らず、在宅においても異なる機関に所属する専門職によってチームが構成され、主に高齢者や脳血管疾患、神経筋疾患などの患者の低栄養や脱水、誤嚥性肺炎などのリスクを回避するように活動している。

⑤ 救急医療チーム

救急医療チームは文字通り生命の危機が迫っているなどの緊急性が高い患者に対して、1次救急（比較的軽症な場合）、2次救急（入院加療が必要な場合）、3次救急（生命の危険がある場合）の3段階に分け主に救急指定病院にて対応している。参加する専門職とそれぞれの役割は表1-5のようになる。日本においては救急車を利用し救急医療へとつなぐことも多く、救急の現場で救急救命士が患者の重症度を判断し、適切な救急指定病院への搬送、必要に応じて医師の指示のもとに早期の蘇生を行っている。

表1-5　救急医療チーム

主な専門職名	主な役割
医師	救命・救急治療
薬剤師	救命蘇生治療に使用する医薬品の管理、投与方法の工夫
看護師	救命・救急治療
作業療法士	意識障害の回復、高次脳機能障害の評価、離床や日常生活動作（ADL：Activities of Daily Living）の介助量の軽減、自発的な欲求の表現の援助
診療放射線技師	MRI、CT、レントゲンなどの検査実施
臨床検査技師	診断の支援、輸血製剤の保全・管理
臨床工学技士	救命救急室に設置されている手術関連機器などの機器の操作・管理
管理栄養士	栄養管理、食事の担当
医療ソーシャルワーカー	医療費の不安への対処、制度の活用、転院先の調整
精神保健福祉士	自殺未遂の患者に対する精神科医療への調整
診療情報管理士	迅速な診療情報の活用に向けた管理
救急救命士	重症度の判断、救急病院への搬送、早期蘇生

❻ 摂食・嚥下チーム

　摂食・嚥下チームは栄養状態や食事の状態、口腔内の状態を評価して、窒息や誤嚥性肺炎、低栄養など生命の危機の回避、食べる機能の回復を目指している。また、何らかの理由で胃瘻や中心静脈栄養などの経管栄養を選択した場合でも、お楽しみレベルとして経口摂取の機会を確保し、「食べる」という基本的欲求を満たし、QOLの向上を図ることも行っている。参加する専門職とそれぞれの役割は表1-6のようになる。また、対象とする患者や目的が重なることも多いことから、前述する栄養サポートチームとも連携するケースや両者の役割や目的を兼ねるようなチームも存在し、同様に院内や施設だけでなく在宅においても異なる機関に所属する専門職によってチームが構成されることもある。

❼ 感染症対策チーム

　感染症対策チームは主に病院などの医療機関、介護老人保健施設などの介護施設において、感染症に対する予防や職員への教育、医薬品などの管理を行い、いわゆる感染症のアウトブレイクの予防、早期発見、早期対応を可能となることを目指している。そのため、

表1-6　摂食・嚥下チーム

主な専門職名	主な役割
医師	全身管理、リスク管理、治療方針の決定
歯科医師	摂食嚥下機能の診断・評価・治療、摂食嚥下リハビリテーション・口腔ケアの実施・指導管理
看護師	体温・血圧管理、経管栄養・摂食の援助、口腔ケア、薬の投与、家族指導
作業療法士	「食べる」一連の動作の治療・指導・援助、福祉機器や自助具の工夫・製作・開発、代償能力の獲得指導・援助
理学療法士	摂食嚥下姿勢の評価、体力・耐久性の向上、呼吸理学療法
言語聴覚士	口腔・摂食嚥下機能の評価・治療・指導、高次脳機能障害の評価・治療
診療放射線技師	嚥下造影検査（VF：Videofluoroscopic examination of swallowing）の実施
歯科衛生士	口腔衛生状態の観察・評価、専門的口腔清掃、口腔機能・摂食嚥下に対する治療・指導・援助
管理栄養士	栄養状態の評価、必要栄養量の検討、経腸栄養剤の選択、嚥下調整食の調整、食事形態の評価、栄養食事指導
救急救命士	窒息に対して器具を用いた気道の異物除去

表1-7 感染症対策チーム

主な専門職名	主な役割
医師	感染症の診断、治療方針の決定、治療
薬剤師	抗菌薬の選択・使用方法の助言、投与計画などの助言、院内感染発生・感染拡大防止に向けた助言
看護師	感染者の早期発見・隔離など感染拡大防止、治療
作業療法士	感染対策マニュアルに沿った作業療法
理学療法士	感染対策マニュアルに沿った理学療法
臨床検査技師	薬剤耐性菌のモニタリング、院内感染発生・感染拡大防止に向けた助言
臨床工学技士	医療機器を経由した感染拡大の防止
救急救命士	専門医療機関・隔離病棟への搬送、救急器材への感染防止対策

入院患者や施設の入所者だけでなく、その機関に勤める職員など関係する全ての人がチームとしてアプローチする対象となる。2012年の診療報酬改定からはそれまでの医療安全対策に関連する加算としての位置づけから、感染症対策チームとしての評価が別体系の加算として新設されている。参加する専門職とそれぞれの役割は表1-7のようになる。さらに感染症に対する抵抗力が弱い高齢者が集団で生活する介護施設において、その重要性はとても高く位置づけられており、感染対策委員会の設置・運営が義務づけられている[7]。

⑧ 呼吸ケアサポートチーム

　呼吸ケアサポートチームは呼吸器疾患や人工呼吸器を装着している患者、手術前後で呼吸に問題が起こりうる患者に対して、早期に呼吸状態の改善を図り、呼吸苦の軽減や日常生活動作（ADL：Activities of Daily Living）・QOLの改善を目指している。参加する専門職とそれぞれの役割は表1-8のようになる。また、呼吸ケアサポートチームとしては院内や施設内に限らず、在宅においても異なる機関に所属する専門職によってチームが構成され、在宅での人工呼吸器を装着している患者の支援や慢性閉塞性肺疾患（COPD：Chronic Obstructive Pulmonary Disease）などの呼吸器疾患の患者、在宅酸素療法を導入している患者に対して支援している。

⑨ 医療機器安全管理チーム

　医療機器安全管理チームは病院で使用する生命維持管理装置や検査機器、診断機器に対

表1-8　呼吸ケアサポートチーム

主な専門職名	主な役割
医師	呼吸機能・全身状態の検査・診断・治療
歯科医師	口腔状態の評価・治療、口腔ケアの指導管理
薬剤師	腎機能に応じた投与量の調整・助言
看護師	呼吸機能・全身状態の観察・評価、排痰ケア、口腔ケア、呼吸器症状の改善、合併症の予防、人工呼吸器の早期離脱支援、在宅酸素療法の指導
作業療法士	早期離床、日常生活動作（ADL）への治療・指導・援助、高次脳機能障害の評価・治療、動作時の呼吸苦に対する生活指導・福祉機器の導入
理学療法士	呼吸機能・全身状態の評価、動作時の呼吸苦に対する生活指導・呼吸理学療法
言語聴覚士	摂食嚥下機能の評価・治療・指導
診療放射線技師	画像検査の実施
臨床検査技師	肺活量検査など呼吸に関する検査の実施、原因微生物の特定・情報提供
臨床工学技士	人工呼吸器の操作・管理、合併症の予防・改善
歯科衛生士	口腔内・人工呼吸器周囲の清掃
管理栄養士	摂取栄養量・不足栄養素・栄養状態の評価、栄養補給計画の立案、食品や調理法の決定、栄養補助食品の選択、食事形態・経腸栄養剤の提言、水分管理の評価
医療ソーシャルワーカー	在宅酸素療法に向けた生活の相談、制度の紹介、経済的な不安に対する支援、急変時の止血処置・吸引・酸素投与の実施
救急救命士	呼吸機能・全身状態の観察・評価、呼吸器症状の改善、合併症の予防

表1-9　医療機器安全管理チーム

主な専門職名	主な役割
医師	生命維持管理装置などの医療機器の管理・指導
看護師	医療機器の安全な使用、使用患者の全身管理
作業療法士	医療機器の安全な使用
診療放射線技師	放射線を発する医療機器・MRI・超音波などの画像検査機器の安全管理・品質管理・運用管理・保守点検の実施
臨床検査技師	医療機器の安全管理・保守点検、試料の品質管理、検査の標準化、治療にかかわる検査全般の管理
臨床工学技士	医療機器管理室の業務担当、巡回、使用者への研修
歯科衛生士	歯科医療機器、口腔ケア関連機器などの性能維持・管理

して、故障などの不具合や適切な使用方法の確認、購入から廃棄までが適切に管理されているかなど、医療機器が原因で引き起こされる誤診や事故を防ぐことを目的としている。生命維持管理装置には輸液、シリンジポンプ、人工呼吸器、透析装置、モニターなどが該当し、検査機器や診断機器としてはMRIや超音波などの画像診断機器が該当する。参加する専門職とそれぞれの役割は表1-9のようになる。医療機器が安全に使用することができているかの巡回や、使用に関する職員教育の実施だけでなく、検査の標準化や品質管理、チューブの再利用の防止などの院内感染予防の取り組みも行われている。

⑩ 医療安全管理チーム

医療安全管理チームは院内の感染対策、医薬品安全対策、医療機器安全対策、医療事故対策などに関する医療安全管理体制の機能や管理を目指している。2006年の診療報酬改定から、医療安全管理チームとの連携により実効性のある医療安全対策を組織的に推進するための加算として新設されている。参加する専門職とそれぞれの役割は表1-10のように

表1-10　医療安全管理チーム

主な専門職名	主な役割
医師	院内感染対策、医薬品安全対策、医療機器安全対策などの安全管理体制の統括
歯科医師	歯科医薬品・歯科医療機器の安全管理の統括
薬剤師	投薬ミスの防止に対する検討への参画、管理
看護師	安全管理体制の指針作成への参画、環境の調整
作業療法士	転倒防止、道具の適切な使用、周囲との関係や社会環境の調整
理学療法士	転倒・転落などの事故防止、環境の調整
診療放射線技師	画像診断機器・放射線治療機器の操作・品質管理、放射線被曝量減少への対応
臨床検査技師	院内感染対策、輸血の一元管理、検体取り間違え対策
臨床工学技士	生命維持管理装置の操作・保守点検、医療機器使用者への研修、保守点検の計画策定・実施
歯科衛生士	歯科医療機器の点検・チェック、ユニットの安全確認、歯科治療中の誤飲・誤嚥などの防止、術前・術後の専門的口腔清掃
管理栄養士	食中毒・感染症・異物混入・事故の防止、栄養投与の確認・提言
精神保健福祉士	個人情報管理・医療安全対策検討への参画
医療ソーシャルワーカー	個人情報管理・医療安全対策の広報・開示
救急救命士	高度救命用資器材の操作、安全管理

なる。特に医療事故発生時の初動対応や再発防止策の立案、職員教育による安全文化を医療機関内に根付かせる役割は重要視されている。

⓫ リハビリテーションチーム

リハビリテーションチームは患者が抱える心身機能、活動、参加、環境（個人・社会）などの問題に対して多職種で評価や分析、計画を立案して、早期の在宅復帰や社会復帰を目指している。参加する専門職とそれぞれの役割は表1-11のようになる。また、リハビリテーションチームとしては院内や施設内に限らず、在宅においても異なる機関に所属する専門職によってチームが構成され、小児の在宅療養や就学支援、高齢者の介護予防、そして終末期におけるQOLの維持・向上などに対しても支援している。

表1-11 リハビリテーションチーム

主な専門職名	主な役割
医師	病態診断、予後予測、リハビリテーション計画の立案
薬剤師	静脈・経腸栄養療法の処方設計支援・情報提供、栄養製剤の選択、在宅栄養療法の指導・支援
看護師	全身状態の観察・評価・援助、情報提供、心理面の変化への援助・指導、リハビリテーションのマインドを取り入れた日常生活の助言・指導
作業療法士	作業活動を通じた治療・指導・援助、心身機能・ADL・手段的日常生活動作（IADL：Instrumental Activities of Daily Living）・職業関連活動・住環境調整・集団生活技能の獲得
理学療法士	基本的動作能力の維持・改善
言語聴覚士	発声・摂食嚥下機能の評価・治療・指導、代替手段の指導
臨床心理士	カウンセリングの実施、治療意欲への援助
臨床検査技師	脳波・筋電図の検査
歯科衛生士	口腔機能の改善、口腔衛生の改善
管理栄養士	摂取栄養量・不足栄養素・栄養状態の評価、栄養補給計画の立案、食品や調理法の決定、栄養補助食品の選択、食事形態・経腸栄養剤の提言、水分管理の評価
医療リンパドレナージセラピスト	がん手術・放射線治療後のリンパ浮腫に対する治療
精神保健福祉士	生活環境の調整、社会資源の活用・開発、制度の紹介、治療への参画
医療ソーシャルワーカー	リハビリテーションに対する希望・生活・仕事・入院費・介護の不安・退院後の生活などの相談対応
義肢装具士	義肢・装具の製作、福祉用具の提供、動作指導

3 在宅医療・介護連携拠点の広がり

　地域医療のチームという視点においては2011・12年に実施された在宅医療連携拠点事業（厚労省医政局）が中心となり、地域包括ケアシステムの推進とも相まって、医療と介護の一体的改革の中に多職種連携を位置づけるうえで重要な役割を果たした。この事業はその後、在宅医療推進事業に引き継がれ2014年の介護保険法改正で制度化された。

　在宅医療連携事業とは高齢者の増加、価値観の多様化に伴い、病気を持ちつつも可能な限り住み慣れた場所で自分らしく過ごす「生活の質」を重視する医療が求められる中で、在宅医療を提供する医療機関などを連携拠点として、多職種連携による在宅医療の支援体制を構築し、医療と介護が連携した地域における包括的かつ継続的な在宅医療の提供を目指す事業である[8]。そして、在宅医療連携拠点が行わなければならない必須の取り組みとして、次の5つのことが挙げられている。第1に多職種連携の課題に対する解決策の抽出、第2に在宅医療従事者の負担軽減の支援、第3に効率的な医療提供のための多職種連携、第4に在宅医療に関する地域住民への普及啓発、第5に在宅医療に従事する人材育成である[8]。つまり在宅連携拠点事業とは多職種・多機関における連携の促進事業という位置づけであり、地域医療のチームを考える上で基盤となっている。

　医療と介護における連携で直面する課題の解決に向けて取り組み、目指すべき地域包括ケアシステムのあり方に向けて、各地で医療・介護連携拠点の設置などが進み地域医療のチームとしての連携の場が増えつつある。

　たとえば、佐久総合病院における在宅医療連携事業では7つの事業に取り組んできた[9]。その中の一つに医療介護連携推進協議会の設置がある。もともと医療介護に関わる職種間の課題は抽出されるものの、その解決に向けた話し合いの場がなかった。そこで、佐久市が中心となり職能団体や事業団体、市内の病院などが参加し、多職種・多機関で課題解決を検討する会を設置している。また、地域での多職種連携には必要不可欠な地域リーダーや多職種を束ねるリーダーを育成する研修会を企画するなど、地域医療におけるチームの構築に向けてさまざまな工夫が実践されている。

　地域においては専門職のみで構成するチームと、患者や利用者などの当事者を交えたチームなどの構成メンバーが異なるという二つのチームが存在し、時に共に活動していくことが求められている。今後の地域包括ケアシステムの中で求められるチームの構築に向けて、ますますこのような活動の重要性が増していくと予想される。

4 困難ケースに向き合うために★1

　在宅医療連携拠点事業や地域包括ケアシステムなどの多職種連携を進める政策的な流れの背景には、保健・医療・福祉における援助場面のニーズがあることを見落とすことはできない。それを典型的に示しているのが、困難ケースへの援助場面である。あるケースへの援助が困難と思われる場合、多くはケースの抱える問題が複雑化・多問題化している。さらに、それぞれの問題に対応する専門職や各種制度が細分化していることにより、単独で細分化された専門職や事業所、部門だけでは対応できず、かえって事態を難しくすることすらある。

　現代社会では保健・医療・福祉の援助側もさまざまな制約と課題を抱えており、さらに差別や排除などの社会的ムードも個別のケースに影響する可能性がある。しかし、困難ケースへの援助のために、職種や事業所、制度が異なる中で連携や協働を構築できるか、チームとして課題解決に向けた活動に結びつけることができるかどうかが鍵となる。つまり、困難ケースへの援助の時ほど、お互いの職種や事業所の役割の重なりを意識づける、お互いの距離をつめるなどをチームで実践していく必要がある。

　それはまさに多職種協働の有効性の試金石となっていく。

（木村圭佑）

★1…【困難性と可能性】（①p26）、【何のため、誰のためのIPEか】（①p74）、【IPE・IPC（IPW）の実践をIPEにフル活用】（②p87）、【病棟における困難事例】（⑤p15）、【地域・在宅ケアにおける困難事例】（⑤p61）参照

2 臨床における多職種連携・協働の論点 ～多職種連携・協働の落とし穴～

1 専門職チームが持ち得る集団的暴力性

　そもそも保健・医療・福祉の臨床家は、自分たちの専門性や技術が、対象者にとって、より高い効果をもたらすように仕事をしたいと思っているに違いない。そのように考える臨床家は皆、一人の臨床家の技術や専門性の限界を感じ、他職種との連携によって、よりよい仕事ができると考えるのも当然である。そのような臨床家のコラボレーションへの期待が今日の多職種連携・協働の背景の一つにあるのは論をまたないであろう。だがしかし多職種による連携・協働は、必ずしも患者・当事者・家族に利益をもたらすとは限らない側面があるのも事実である。確かに連携がとれていなければ、患者・利用者・家族に不利益を与えかねず、連携・協働は臨床の必須の条件といえるだろう。本書の基本的な考え方もこのような観点に基づいている。特に医療機関で働く専門職にとっては、連携は極めて積極的なテーマであり、肯定的に受けとめられているのが通例だろう。しかし、現実にはそのような肯定的側面ばかりではなく、時に連携が、患者・利用者・家族にマイナスの影響を与えることもある★2。

　野中[10]は、対人サービス組織が対人臨床という点で他の一般的チームとは異なる特殊性を有していることを指摘し、そのうえでチームワークの難しさについて論じている。その中で、「チームワーク」には、連携は常にプラスの効果をもたらすといった専門職が持ついくつかの暗黙の「神話」が存在すること、メンバーの増加による合意形成の困難など協働によるマイナスの効果があること、さらに、チームは常に倫理的問題と直面していること、などを論点として指摘している。

　特に倫理的問題については、専門職が集団でスクラムを組むことによって当事者に圧力をかけ、不利益を強要し、結果として社会的排除や人権侵害に至ることすらあり、近年、地域ケア会議などで報告される事例の中に、検討を要する問題が散見されている。以下、事例を通して考えてみたい。

★2…【チームについてすべてが良いことばかりではない】（③p107）参照

> **事例1：生活保護を受給する高齢単身者が購入した大型テレビを多職種の協力で返品させた事例**
>
> 　これは、ある多職種連携の研修会でケアマネジャーによって報告された、生活保護を受給している72歳の単身男性Aさんの事例である。Aさんは、保護費の日用品費をコツコツ貯めて大型テレビを購入した。Aさんの担当ケアマネジャーであるBさんは、生活保護受給者が大型テレビを購入することは許されないことであると考えた。そこでBさんは、まず福祉事務所の生活保護ケースワーカーのCさんに相談した。CさんもBさんと同意見であったため、以後2人が交替で家庭訪問し、テレビを返品するか売却してその換金した分を生活費に充当するようAさんの説得にあたった。結果、Aさんは返品に応じ、Bさんは購入業者と交渉し返品可能となり、当日は訪問介護の協力も得て、業者に引き取ってもらった。

　この事例については、多くの読者が「このような実践は連携ではない」「そもそもケアマネジャーのBの認識が問題なのであって、このような事例は滅多にあるものではない」、そして「私はこのようなことはしない」と感じたことだろう。また中には「この事例の何が問題なのか？」と、ケアマネジャーのBさんや生活保護ケアワーカーのCさんの判断と行動を当然と感じた読者もいるかもしれない。しかし、実はこのいずれの認識にも考えなければならない点がある。

　まず、生活保護受給者のテレビ購入については、生活保護法には明確な規定はない。耐久消費財の購入の是非については、現場の生活保護ケアワーカーの判断に委ねられているが、現実には、エアコンと同様に多くの生活保護受給者が所持しており、それは憲法第25条に定められた健康で文化的な最低限度の生活を逸脱したものとしては一般的には考えられていない。一部の過度な生活保護受給の「適正化」を進める自治体以外では、是認されているのが実情である。この社会的実態の認識を前提とした時に、Bさんの判断は人権を侵害している可能性を有している。Bさんは、そもそも生活保護受給者に対する誤った認識が背景にあり、その上で生活保護制度の実態と運用について、知識がないまま拙速な行動をとってしまったといえるだろう。さらにこの事例でより問題なのが、生活保護担当者も含め、関係専門職がBさんに意見せず「協働」したことである。

　実は、私たちはBさんのように、既存の学問的理解や科学的認識を有していない非専門領域に関しては、私たち個人が持っている私的価値観や道徳観で当事者を捉えてしまうことが往々にしてある。私たちは、医療や看護、介護、リハビリテーションといったそれぞれの専門領域を前提に、患者・家族と向き合っているが、患者・家族の立場から考えれば、専門職の領域は、生活や人生のごく一部の領域にしか過ぎない。したがって、専門職

とて、自分の理解や専門知を超える場面や状況に出くわすことは、臨床において必然である。しかし、そのような状況の下で、私たちは極めて個人的かつ卑近な感覚で物事を判断しやすいのである。生活保護担当者は、本来は専門家でなければならないが、今日の福祉事務所の生活保護ケースワーカーには、社会福祉学をきちんと修めておらず、受給者に差別的**惰民観**を抱いている例もある。

　私たちが、当事者の人間全体とその生活に正面から向き合うことを求められた際に、私たちが事例1のBさんと同じような、倫理に抵触するような判断をしないと言い切れるのか。このような本来「社会的弱者」といわれる人々に対して、差別的な惰民観を抱いているスタッフはいないだろうか。連携を図る以前に、今一度自己を振り返り、専門職としての人間観と倫理観を獲得しておく必要がある。その上でチームには、個人の知識の不足や認識の誤りを補い、是正していく相互関係が求められるのである。

2　熱心に治療やリハビリテーションを進めればよいチームなのか

　以下の事例2は、地域ケアの現場でよく見られる事例である。私たちが向き合っている患者・家族の生活の問題の範囲とその捉え方は、決して簡単なものではない。私たちが仕事の前提としている価値観や考え方すら、現実の前には、再考しなければならない時もある。この事例から、その点を考えてみたい。

> **事例2：転倒の危険のある単身男性の住む「ゴミ」屋敷を片付けたが、その後の関わりを拒否された専門職チームの事例**
>
> 　Dさんは少なくとも10年以上「ゴミ」屋敷状態の自宅に引きこもっている65歳の男性である。脱水症状を起こして転倒し、左大腿骨頸部を骨折。自分で救急車を呼んで入院した。入院後の手術とリハビリテーションは順調で、約1か月で退院の目処が立った。入院中Dさんは、病棟スタッフとは最低限の会話しかしなかったが意思の疎通は十分とれた。病棟チームは、自宅が「ゴミ」屋敷状態で転倒の危険性もあることから、渋るDさんを説得し、入院先病院の理学療法士と医療ソーシャルワーカー、地域包括支援センターのケアマネジャー、民生委員らの協力で、自宅の寝室からトイ

惰民論／惰民観…貧困の原因は、生活困窮者の怠惰心にあるとする考え方。貧困問題の原因を個人の内的性質にのみ求め、問題の社会性への視点を排除するものである。そのため、差別や排斥など社会的排除（ソーシャルエクスクルージョン）の動きと結びつきやすい。専門職には、問題の社会性と人権についてあらかじめしっかりと理解しておくことが求められる。

> レ、風呂場、台所までの動線上の「ゴミ」を片付けた。結局約2か月の入院の後Dさんは自宅退院したが、退院直後から、入院中に同意したはずのサービスの利用を全て断り、さらにケアマネジャーや医療ソーシャルワーカーとの接触を一切拒否している。確保した動線は1か月後には「ゴミ」で埋め尽くされ、元の状態に戻っていた。

　一般的な医療チームでは、この事例と同様に考えるスタッフも多いだろう。しかし、この事例の問題は、専門職の価値観から一方的に「ゴミ」屋敷を問題と捉え、その改善を当事者に強要し、医療／介護的な価値観を押しつけようとした点にある。「ゴミ」屋敷の形成過程には理由がある。幼少期からの生活習慣や、何らかの認知機能に関わる疾患が背景にある可能性、いわゆるセルフネグレクトといわれる自暴自棄に陥っている場合など、何らかの精神障害が関わっているか否かにかかわらず、当事者に固有の認知があり、考え方がある。

　しかし、私たちは往々にして、それを「精神疾患によるもの」として、当事者の内的世界を正面から理解しようとせず、「精神疾患だから…」と簡単に疾患のせいにして済ませてはいないだろうか。そして一方的に私たち専門職の持っている価値観を是として、そしてその裏返してとして、当事者の「ゴミ」を大切にするその人なりの理由や背景を無視して、私たちの常識と医療的規範を当事者に押しつけてはいないだろうか。

　「ゴミ」屋敷の主の中には、私たちが「ゴミ」と捉えているものを「自分にとっての財産」と考えていたり、山のように積まれた「ゴミ」を対人関係の恐怖から自分を守ってくれる「城壁」と感じている人もいる。そうした一見特異な人々の内的世界を、人と向き合う専門職として理解しようとする真摯な態度と姿勢が私たちにあったのだろうか。人と関わる専門職として私たちは、その点を振り返る必要がある★3。

　時に私たちは、治療的観点から人間を捉え、人間の心身の「機能不全状態」を治療によって「機能」させるよう変容させることを、専門職の仕事として考えてはいないだろうか。この事例の問題は、立岩[11]が指摘するところの、個人の「弱くある自由」を認めず、規範的な健康観と生き方を、専門職が集団となって強要している側面があることに、関係スタッフが自覚的でなかった点にある。しかもそれは、専門職が集合化しチームとして組織的に、個人に迫っているのである。専門職チームが当たり前と考えているアプローチが、実は当事者にとっては、極めて脅迫的に映っていた。そのような人間の本質に触れるような真実が、社会の中に存在することを私たちは知っておかなければならない。

　それは特に地域・在宅の場では、患者・利用者の生活の場に立ち入ってサービスを提供

★3…⑤事例8、17参照

するのであって、当事者の生活の支援が前提となっている。当事者が自らの立場を表明できる状態にあり、専門職との自由でオープンな関わりの中で、自然と当事者の認識が変容していく場合には問題はないが、専門職が集団化し、その権威性を盾にして、当事者の変容を迫ることはあってはならない。このような態度は、専門職による二次的差別を生み出す構図を持っている。連携・協働にあたって、そのようなことを我々は臨床に先立って重く受けとめ、しっかりと理解しておかなければならない。

この事例は、専門職自身の態度が確信犯的であることを自覚しておらず、それが一般的な専門職の感覚から問題性を指摘しにくい構造がある点において、事例1よりも問題性は大きく複雑である。なぜならこの問題の構図は、保健・医療・福祉職が集団となって当事者の人権を侵害した歴史上最も悲惨な事件である、ハンセン病患者への差別の問題と同質だからである。

戦前戦後のハンセン病患者の隔離政策の中で、各地で展開された無癩県運動は、国家・地方行政、関係医療福祉専門職、保健所、警察機構、そして地域住民が連携し、患者の排除・差別を推進した運動であり、政策であった。隔離政策を推し進めた医師の光田健輔はハンセン病患者の治療と回復に尽力していた臨床医であったが、当時の社会情勢の中で徐々に**社会防衛的**な考え方を持ち始め、何よりも患者の隔離が必要であるという考えに至ったのである。当然、そのような非人権的な思想に異議を唱える臨床家もいたが、当時は多くの専門職たちが、社会の風潮に影響され、隔離政策を支持していたのである[12]。

前述の事例1も事例2も、関係専門職は自らの仕事を専門的業務であり「当たり前」と考えている。しかし、当事者の疾患以外の多面的な人間理解や、生活・人生の歩みの包括的な理解をせず、「治癒」や「自立」のみを目標として、自らの医学的規範や自立観を対象者に適用しようとしている。このような微視的な専門職の行動にこそ、今日の連携・協働の「落とし穴」があるのである。

3 専門職の権威性と援助関係の非対称性

Greenwood[13]は、専門職を①体系的な理論、②専門職的権威、③社会的承認、④倫理綱領、⑤専門職的副次文化の5つから定義している。これらの定義からわかるように、またParsons[14,15]をはじめとする多くの医療社会学の論者から指摘されているように、医療は、

社会防衛論／社会防衛思想…社会全体の秩序の維持や利益のためなら、少数の不利益や権利の抑制はやむを得ないとする考え方や思想。多数による弱者・少数者の抑圧や暴力など人権侵害を招く危険性がある。日本の保健・医療・福祉の歴史では、ハンセン病患者や精神障害者など、この考え方に基づく制度政策によって人権侵害を受けてきた人たちは数多い。

歴史的に社会的政治的な背景から組織化され、専門職化されてきた。その過程において、自らの役割と技術を規定し、市民社会から権威として認められることを通して、その社会的承認を得てきた。

　そもそも患者・家族・当事者から見れば、サービスへのニーズがある以上、専門職たちは権威であり、強者なのである。治療を受けようと思っても、医師に治療を拒まれれば、命や健康を維持することができない。疾病は人間の健康や生命を脅かす要素であるから、一般的には「治療を必要とする状態＝疾患」は好ましからぬ状態であり、当事者は治療を求めるのが通例である。治療を必要とする状態は「機能不全」の状態であり、医師や医療チームは、これを正す存在である。故に医療チームは、患者のニーズを前提として、患者の「機能不全を正し機能させるようにする」ことを目的にした「対象変革」を目的とした集団なのである。社会福祉領域の専門職についても、長らく「自立」していない対象者を「自立」に向けて支援することが目標として考えられてきた。決して治療者ではないが、社会福祉領域の専門職にも、「自立」という規範的人間観からみて「機能する状態にすること」が目標とされてきたのである。

　したがって、専門職と患者との関係は、患者が弱い立場にあり、専門職は強い立場にある。こうした関係上の上下優劣は、医師に限らず、看護、介護、福祉、教育など対人援助に関わる専門職全てに共通に見られることであり、このような関係性を、援助関係の非対称性という。言い換えれば、援助を通した援助者と被援助者の関係は、本質的に平等にはなり得ないということである。

　しかし近年、精神保健福祉の領域から、このような「自立」を目標としない新たなアプローチが主張されてきた。人間と生活の問題は、他者が「機能不全」状態と考えていても、当事者には問題がないと捉えられていることもあり、その場合には、専門職は当事者に必要とはされず、権威とはならない。社会福祉は歴史的に、貧困状態にある人、精神障害や認知症を抱えながら専門職を拒否する人、虐待問題など、サービスを必要とする人のみを対象としてきたわけではない。このような人々は、専門職の介入を拒む傾向があり、決して積極的に援助を求めようとしない。時には専門職と敵対することすらある。このような対象者に対しては、一般的な健康観や「自立」観に基づく支援方法は通用しない。専門職の権威によって、援助者側の価値観や規範を押しつけようとしても、それは逆に当事者からのより一層強い反発を招き、援助者と被援助者の関係を悪化させ、当事者を孤立に追い込むことにつながりかねない。

　そこで専門職は、あくまでも当事者の疾患や障害だけでなく、多面的な人間の全体を受けとめ、生活の時間軸に沿って「伴走」しながら、必要とされる状態に応じて関わっていく。専門職は、当事者の変容を求めることはせず、人間を否定せず、その苦悩に共感することに努める。しかし、援助専門職の存在は必要であり、適切な介入のためには、まずは

「伴走」できる程度の信頼関係を維持すること、そして、専門職から見た価値や規範は堅持しつつも、それを盾にして介入するのではなく、あくまでも当事者の認識を前提として、変容ではなく人間の「保全」を目的として「伴走」し続けるという考え方である。

　援助専門職である以上、専門職としての業務は、それが部分的なものであっても遂行することになるため、その関係が、援助関係の非対称性を有することは避けられない。しかし、援助専門職は非対称性を解消することはできなくとも、極力、対象者の人間全体を尊重し、それを否定することなく「保全」する方向で行動しようとする。稲沢[16]は援助専門職の関係意識の中に、本質的にこのような「援助を通して友人であろうとする」側面があることを指摘している。

　私たちが有している国家資格は、単なる技術者としての認定を意味するものではない。社会保障制度の一翼を担う公共的な使命を担う専門職として認定された証である。そこには私たちが、人権に配慮する責任と倫理を遵守する義務を負っていることも、当然のことながら包含されている。そしてその責任と義務は、当事者の人間全体に及ぶものであり、医療、看護、介護、リハビリテーションなど、それぞれの業務範囲に限定されるものではない。

　私たちは、どこかで当事者の人権や専門職の倫理を超えて、私たち自身の狭い専門領域の考え方や、組織の都合を当事者に押しつけてはいないだろうか、またそれは今日の市民社会の合理的、平均的な人権状況から見て、許される範囲なのだろうか、そのような自問自答を私たちはしているのだろうか。そして、連携はなんのために行われるのか。その目的や課題を、全人的な当事者理解を基盤とした視点を抜きにして、連携・協働を決して語ってはならないのである。それを忘れた時に、多職種連携・協働は、専門職側の立場や利益を守るための、当事者にとってみれば恣意的・攻撃的メッセージに堕してしまうことになるのである。何よりも私たちは、このことを技術習得以前の課題として肝に銘じておかなければならない。

　連携・協働は、専門職側のパワーを増強させる反面、そのパワーが援助関係の非対称性を拡大させること、それを乗り越えるためには、専門職は、当事者の人間全体を理解しようと努め、それを尊重しようとする態度・姿勢を持ち続けることが、臨床の前提条件として重要なのである。

（吉浦　輪）

3 チームをつくる
〜多職種協働の組織化と目標〜

1 多職種連携・協働の基盤としての当事者の人間理解

　どのように人間を捉え、何を目標にしてチームが編成されているのか、当事者の人間全体（Hole Human）の理解、それが何よりも対人援助の臨床チームとしての基盤となる。そこに共通認識が形成されていないチームは、倫理的に逸脱した方向性に向かっていく危険を孕んでいる。

　人間全体（Hole Human）とは、以下のような人間の多面性とそれが形成されてくる歴史的過程を捉えたものである。たとえば、夫を介護する高齢の妻は、介護者としての属性だけでなく、母親や友人、一人の高齢期を迎えた女性として存在している。「人」とは、そのような多面的な側面が統合された全体性を持つ存在である。また、その「人」が歩んできた生活の歴史は、多面的な側面が統合されてくる歴史でもあり、その過程もまた人間の全体性を構成する。このような人間の多面性と歴史性は、要介護者本人においても、また児童虐待を犯した親においても同様である。

　現在、家庭で介護を受けている高齢者は、要介護者という側面だけでなく、たとえば過去に家族を苦しめた父親であったり★4、同僚や友人に見放され孤立して生きてきた個人であったりする。子どもを虐待する母親は、加害者という側面だけでなく、過去に両親に愛されてこなかった子どもであることも多い。したがって、虐待する親を加害者として一面的に捉え排斥するだけでは問題の根本的解決にはならない。被虐待児童の意識の中には親は存在し続けるため、親自身の人間としての尊厳の獲得と成長がなければ、新たな親子関係の形成は望めないのである。

　しかし、ともすると専門職は、多面的な「人」を私たちの専門性からのみ切り取った断面から捉えてしまいがちである。在宅ケアに関わる専門職は、介護者の役割を担う妻を介護者として、また治療の協力者として、患者支援に関わる専門職側のテーマから一方的に位置づけ、その役割の遂行を支援しようとする。ある訪問看護の実践で、患者を中心と考えるあまり、介護家族の在宅ケアを辞めたいという訴えを正面から受けとめず、結果的に

★4 … ⑤事例3参照

在宅ケアの継続を強要してしまった事例もある。

　私たち専門職は、自らの専門職的見地から人体や心理、学力といった人間の部分的機能から「人」を微分的に認識する方法論を身につけている。しかし、地域・在宅など生活の場における支援では、これらの微分された認識を統合して、全体的包括的な「人」の理解を形成する必要がある。その理解・認識がなければ、私たちは治療や看護といった部分的機能所作が、当事者の人生や生活においてどんな意味を持つのかを推し量ることができない。したがって「人」の理解がなければ、患者・家族をどのように支え、どのような生活を実現するのか、「人」と生活に対する総合的な援助目標を立てることができないのである。

　特に多重問題ケースといわれるような接近困難なケースにおいては、嗜癖行為をはじめとする一般的ではない生活習慣や考え方・価値観などから、医療者の指示は遵守されないことも多く、治療や処置を行っても、短期日で元の木阿弥となりやすい。専門職から見れば、「当事者は学習しない」、「いくらやっても同じことの繰り返しになる」といった状況が続き、専門職の意識の中には、次第に仕事ではなく「人」への「嫌悪感」が増してくることも多い。そして当事者理解もなく、また援助目標も見えていない他機関の関係者は、次第にこのケースには積極的に関わろうとしなくなる。そして専門職が排除的に当事者を捉えるほど、当事者は防衛的になり、時にはその防衛反応が攻撃的な言動となって現象化し、それ故に地域社会からの排除もより一層強くなる。このようなメカニズムによって、専門職による二次的差別が生み出されるのである。

　このようなメカニズムは病棟に比べ、より一層、地域・在宅ケアにおいて顕著に表れてくる。したがって、対象者とその家族に対する全体的包括的理解は、チームアプローチの何よりも前提となるべきものであり、それがなければ、「地域包括ケア」も成立しない。「人」の理解（図1-1）は、チームによる援助の基盤であると同時に、輪を広げ、関係を結

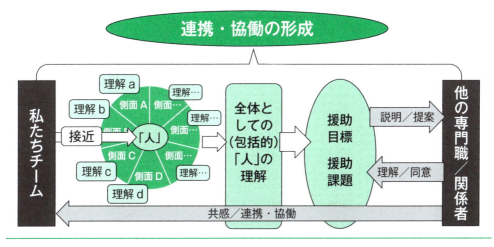

図1-1　「人」の全体的理解から連携・協働へ

んでいく際の重要な媒介なのである。

　患者と家族双方についての包括的な理解がなければ、「人」を支える目標や意義が見通せない。「人」の理解ができてこそ、総合的・包括的な観点からの「人」への援助の目標が立つのであって、目標が見えていなければ、他の関係専門職に自分たちの意図や問題意識を伝えていくこともできない。仲間の専門職からの理解の発信や問題提起がなければ、他職種は理解も共感もできず、その結果、関係職種はやりがいを感じることなく、チームが一致団結することは難しくなる。特に地域・在宅の場合は、医学的看護学的なレベルだけでなく、人間についての目標と課題を設定することが重要で、医学的看護学的目標は、「人」とその生活を支援する時の一手段であり、その手段自体が目的化した時に、本来の意義が見失われる。この点を意識した時に、当事者・家族の「人」と生活を支える価値志向型の組織の形が展望されてくる。逆にこの点が意識化されなければ、チームの形成と維持は困難であると考えるべきであろう。

2　どのようなチームを目指すのか

　チームビルディングに関する一般的なモデルとして、心理学者のTuckman[17]が唱えたチームビルディング（組織進化）モデルがある。このモデルによれば、チームの成長過程は以下の4段階から捉えられる。そしてチームは形成されただけで機能し始めることはなく、成長の過程とそれを裏付ける内実化が必要であることが示されている。

▶ **Forming**（形成）
　メンバーはお互いのことを知らない。また共通の目的などもわからず模索している状態。

▶ **Storming**（混乱）
　目的、各自の役割と責任などについて意見を発するようになり対立が生まれる。

▶ **Norming**（統一）
　行動規範が確立。他人の考え方を受容し、目的、役割期待などが一致しチーム内の関係性が安定する。

▶ **Performing**（機能）
　チームに結束力と一体感が生まれ、チームの力が目標達成に向けられる。

　しかし、保健・医療・福祉の専門職のチームは、患者・家族、地域住民といった援助の対象と向き合っている。また、チームが権威性を増強させ、当事者に組織的、経営的に不利益を押しつける場合もあり、仕事の成果やチームの成長は、当事者の総合的利益との関

係で検証しなければならない。

そのような点で、このTuckmanのモデルは、チームが向き合う対象との関係を捨象した心理学的な組織論であり、外的パラメーターとの関係を前提としていない。

3 武谷三段階論に基づく援助職としてのチームの成熟段階

そこで筆者は、特に地域・在宅ケアを念頭に置き、そのチームを、①援助対象である患者・家族、当事者理解、②援助目標と行動原理、③専門職相互の関係性、④専門職的アイデンティティ、以上の4つの視点から捉え、その成熟段階を、物理学者の武谷[18]による科学認識の三段階論に基づき層別化した（図1-2）。

1 現象段階のチーム

関係職種が、専門職制度ごとにそれぞれの分立したアイデンティティを持ち、患者・家族の理解、問題認識、目的、いずれにおいても一致点・統一性はなく、各自の利害に関わる連絡だけでつながっているチーム。

▶患者・家族、当事者理解

患者と他の家族員を区別し、患者のみを援助対象として捉え、他の家族員を治療の協力者として認識している。また、各職種が患者の問題を、自らの専門から断片的、機

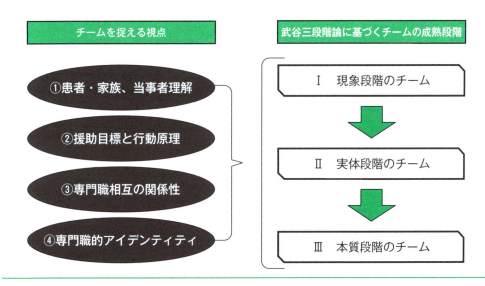

図1-2　援助専門職チームの成熟段階

能的に捉えている。
- ▶援助目標と行動原理

  各職種が、それぞれの目標を持ち、それぞれの利害に基づいて行動している。
- ▶専門職相互の関係性

  専門職相互理解は弱く、自らの目的と利害に基づいた報告と連絡だけでつながっている。
- ▶専門職的アイデンティティ

  各自が専門職制度ごとにばらばらのアイデンティティを有している。

❷ 実体段階のチーム

相互理解を伴うチームとしてのアイデンティティを持ち、患者の問題を家族・地域との関係で理解し、統一した目的の下で多職種が協働しているチーム。

- ▶患者・家族、当事者理解

  患者と他の家族員を区別しているが、他の家族の自律性を理解し、患者の療養に関わる範囲で家族も援助対象として捉えている。また、各職種が患者の問題を家族関係や地域生活との関わりで理解しようとしている。
- ▶援助目標と行動原理

  各職種が、患者の立場から見た最大利益の達成を目的にしている。さらに多職種の援助が、患者に対して、一連のものとして統一的な意味を持つことを追求している。
- ▶専門職相互の関係性

  専門職としての相互理解を志向しており、統一的な目標達成との関わりで各職種の意思の疎通を図ることを目標に協働が図られている。
- ▶専門職的アイデンティティ

  専門職ごとのアイデンティティを持ちながらも、チームとしてのアイデンティティを持っている。しかし、職種を超えた対人援助職としてのアイデンティティは形成途上である。

❸ 本質段階のチーム

患者・家族の別なく家族全体を対象として捉え、人間の本質的理解を基盤として、それを探求・共有しながら、職種を超えた援助観、人間観の相互理解によってつながっているチーム。

▶患者・家族、当事者理解
　患者と家族の区別はなく、家族全体を援助対象として捉えている。また患者・家族を生活史的な人生の文脈から全体的包括的に理解しようとしている。

▶援助目標と行動原理
　患者を含めた家族全体の最大利益をLife3層（生命・生活・人生）の相互の文脈から考えることを志向している。さらに、多職種の援助が、患者のみならず家族全体に対して、一連のものとして統一的な意味を持つよう行動しようとしている。

▶専門職相互の関係性
　人間の本質的理解を共有し、専門職制を超えた援助観、人間観の相互理解と共有によってつながっている。

▶専門職的アイデンティティ
　水準を問わず、当事者の「生の営みの困難」に対する共感的理解を持ち、同時に専門職制を超えた、援助専門職としてのアイデンティティを共有している。

　實方[19]は、児童虐待問題において関係職種が連携をとりながら虐待死を防げない事例が後を絶たない実情を背景に、連携の本質的探求を行っている。そこでは、情報流通が行われていながら当事者の問題に対する認識の相違があり、意思の疎通がとれていない連携形態を、チームの形をとりながらその内実は連携ではないという意味で、連携の「擬態化」と表現している。これは、上記の筆者の指摘する現象的チームに相当すると考えられる。

　実際のチームの成立と成熟には、専門職の意識だけでなく、人員体制や労働時間などの外的環境要因の影響も考慮しなければならない。それは、それぞれの地域や経営体によって大きく異なる。しかしながら、今日、保健・医療・福祉の専門職チームに最低限求められることは、援助専門職としての本質を志向しながら、チームの組織・形成にあたることであろう。

4 チームの構造と類型

　チームの構造や類型については、その分類の視点や軸の設定の仕方によって諸説がある。菊池[20]は、「専門職間の連携の程度」「チーム内での役割解放の程度」、この二つの視点から、チームを①マルチディシプリナリーモデル（Multidisciplinary Model）、②インターディシプリナリーモデル（Interdisciplinary Model）、③トランスディシプリナリーモデル（Transdisciplinary Model）の3つに類型化している。

▶マルチディシプリナリーモデル

急性期医療におけるチームに典型的に見られる構造であり、連携・協働性は弱く、メンバーの役割は固定的で階層構造になりやすい、とされている。筆者が実態から帰納法的に考えるならば、この類型には、当然医師などチームリーダーの存在が前提とされているはずであり、しかも中央集権的な権限配置となっているモデルといえる。

▶インターディシプリナリーモデル

チームは多様な課題の遂行を目的とし、多職種はそれぞれの個々の目的を持ちアセスメントを行うが、チームの中で果たすべき役割を自覚しながら、相互にそれぞれの目的・目標・役割を共有していくモデル。

▶トランスディシプリナリーモデル

各専門職の役割の解放度が高くなり、他職種の役割を状況に応じて意図的・計画的に担うモデル。

篠田[21]は、①連絡モデル、②連携・協働モデル、③ネットワークモデルの3つの類型を示している。

▶連絡モデル

急性期医療に典型的に見られるチームであり、医師に全ての情報と権限を集中させることで、効果的な医療サービスの提供を可能にする。いわば医学モデルによるチームであり、コメディカルは医療に関わる連絡が行為の中心となるため、心理社会的支援を担うソーシャルワーカーの役割は弱くなる。

▶連携・協働モデル

患者が回復する過程を念頭に置き、さまざまな課題に対して多職種が、さまざまなプログラムに取り組む状況におけるチームであり、専門職同士の相互援助と干渉がある、とされている。連絡モデルと異なり、医師が頂点に立つ関係性ではなく、患者と関わりの深いメンバーが患者・家族と共にチームを形成し、これがコアメンバーとなる。

▶ネットワークモデル

フラットな人間関係がベースになり、情報交換やコミュニケーションが行われ、状況や課題に応じた組織と対応の柔軟性を持つとしている。さまざまなタイプがあるとされながらも、一つの例として、病院チームと在宅チームをハブとなる関係者がつなぐ、といった実践を紹介している。そしてネットワークモデルは、信頼関係が重要であるとしている。

以上の類型モデルでは、チームそのものを学術的な観点から類型化することに主眼がお

かれている。したがって、臨床実践の展開過程に沿った、療養過程と「場」（医療機関内部か地域か）という時間軸と空間軸との関係が明確に示されていない。また、組織・指示系統がすでに存在する医療機関の病棟におけるチームと組織・指示系統がなく、経営的ミッションも異なる地域の多職種によるチームとを同時に視野に入れて類型化を試みている。そのため、臨床的な立場から見れば、ややわかりにくい類型になっている印象がある。学術的見地と同時に、臨床的認識に資する類型化も必要であろう。

　臨床の現場で、問題となるのは、チームをマネジメントする権限の所在とメンバーの関係性であろう。場の問題から考えれば、病院など医療機関内部か地域ケア・地域包括ケアかによって、チーム権限の所在とメンバーの関係性は異なる。

　医療機関内部においては、医師を頂点にした階層構造の下での中央集権型チームが基本であり、上意下達的な指示する人とされる人といった非対称な関係性がある。

　しかし、地域ケアや地域包括ケアといった地域を舞台にしたチームでは、異なったミッションを持つ経営体に属する多職種がチームのメンバーであることから、権限は分散型であり、関係性については対等平等であることが基本である。

　したがって療養過程との関係では、急性期医療を基点と考えれば、入院から地域・在宅への移行に伴ってチームの権限と関係性は転換される必要があり、この点を臨床に関わる援助専門職はしっかりと認識しておく必要がある。日本では、地域生活の場面においてもなお、チームの中心は医師であるべきと考える向きもあるが、これは誤りである。戦後日本では、「福祉の医療化」政策が展開されてきた。「福祉の医療化」とは、本来福祉領域で行われるべきものを医療の枠内で取り扱おうとする、政策基調であり考え方である。日本では、本来は在宅介護サービスや高齢者ケア施設の拡充で対応すべき介護問題を、かつての老人病院や療養病床の制度化によって対応してきた。この問題は「福祉の医療化」の典型である。その影響は、法的に規定された専門職制度を媒介として、その働き方や意識にも及んでいる。

　病棟をはじめとする医療機関内部と在宅では、治療の場と生活の場という「場」の性格の違いがある。これに応じてチームのあり方も、いわゆる「医学モデル」から「生活モデル」に転換されなければならない。「医師の指示のもとに…」という文言は、保健・医療・福祉専門職制度によく見られるものであるが、地域ケア・地域包括ケアの場においては、各専門職の自律性が重要であることを、私たちは理解しておかなければならない。

5 連携の輪をどう広げるか

　医療機関内部であれ、地域であれ、どのようにして連携・協働の輪を広げるかは、関係者共通の課題である。これは、医療機関内部であるか、地域であるかにかかわらず、基本的な命題である。

　連携の輪を広げるためには、専門職個人が仲間を作る場合と、機関ないしは専門職集団が組織的に関係機関や専門職に働きかける場合と、方法論に違いはあるが、まずは自らの問題意識や意思を他者に共感してもらい、当事者理解、援助目標を共有することが、関係を広げるための基盤である。以下の事例から考えてみよう。

> **事例3：訪問看護師の個人的「思い」をチーム内部に広げていった事例**
> 　訪問看護師のAさんは訪問看護を行っている診療所のスタッフである。一人暮らしで身寄りのないKさん（88歳、女性、糖尿病、心不全）の担当である。Kさんはスナック菓子を一気に食べ、糖分の多い清涼飲料水を飲むため、血糖値を上げ、心不全を起こし、入退院を繰り返している。8年前に夫を亡くしてから特にこのようなことが多くなり、入院の度に、医師や病棟看護師から生活習慣について厳しい注意を受けている。病棟スタッフは、Kさんには生活管理能力がなく、療養病院などへの転院は不可避と主張していた。しかしAさんは、高齢者のターミナルケアに関する院外学習に参加する中で、Kさんの状態を緩やかなターミナルと考えるようになり、Kさんの行動をKさんなりの終末期への不安からくる行動ではないかと考えた。そして、入退院の繰り返しを経ながら、不安を感じるKさんを在宅で支え続けることができないか、と感じ始めた。そこでAさんは、まず地域の学習会で出会ったことのある当該病院の看護師に声をかけ、自らの問題意識と考え方を伝え、問題意識の共有を図った。その後、病院主治医を交えたカンファレンスで、その看護師と共に、本人は病識がないのではなく死への不安があること、入退院を繰り返しながら看取るパターンもあること、長期療養施設への入院は、ギリギリ頑張っているKさんに最後通告をすることになり、決して得策ではないことを訴えた。その結果、病棟主治医の理解を得、地域の往診医との連携も図り、Aさんは在宅・入院の往復を繰り返す中で、馴染みの病院の病棟スタッフに見守られて息を引き取った。

　この事例では、訪問看護師のAさんは次のようなプロセスをとっている。
①当事者理解

②自らの問題意識や当事者の理解を言語化する

③共感してくれる仲間を探し呼びかける

④自らの方針を説明するための学習を積み根拠を明確にする

⑤仲間と共に関係者に当事者理解と方針を訴えかける

⑥目標と計画を説明し理解を求める

　Aさんのとったこれらのプロセスは、専門職個人が連携の輪を広げていく上での、普遍的な課題を提示している。専門職個人が連携の輪を広げるためには、まずは、①当事者の「人」の理解を十分に図ること、②それを個人の感覚や思いに留めず、他者に説明できるよう言語化すること、③それに共感してくれる仲間を探し呼びかけること、④連携の輪を広げるための根拠を探索すること、⑤その内容を関係者に訴えかけること、⑥当面の具体的な支援内容を提示し同意を求めること、以上のステップが必要となる。

　このような問題意識の共有や共感的理解の関係を、地域の他機関にも組織的に広げるためには、共同の勉強会の組織を図ることや、事例検討などを実施し、当事者理解と援助方針について意見を交わすことなどが継続的・経年的に行われ、相互理解の関係を形成しておく必要がある。

　野中[10]が指摘するように事例検討会や学習会の企画・開催は、協働関係を作る上での重要な要素である。近年、各地の地域ケア会議で事例検討が行われているが、協働関係を作る上で重要なことは、アプローチについての答えを出すのではなく、まずは当事者の包括的理解を十分に図ること、そしてそれを関係者が共有することにあるといえるだろう。

（吉浦　輪）

引用文献

1) 大嶋伸雄：専門職間連携教育の変遷と現状．老年社会科学 33：472-473, 2001.
2) 篠田道子：多職種連携を高めるチームマネジメントの知識とスキル．医学書院，2011，pp2-4.
3) チーム医療の推進に関する検討会：チーム医療の推進について（チーム医療の推進に関する検討会報告書）．厚生労働省(Online)，〈http://www.mhlw.go.jp/shingi/2010/03/dl/s0319-9a.pdf〉，(accessed, 2017-6-8), p2.
4) 前掲3), p11.
5) チーム医療推進協議会：活躍している主なチーム医療．チーム医療推進協議会(Online)，〈http://www.team-med.jp/teams〉，(accessed, 2017-6-8).
6) 日本糖尿病学会：科学的根拠に基づく糖尿病診療ガイドライン2013．南江堂，2013，p297.
7) 厚生労働省：高齢者介護施設における感染対策マニュアル．厚生労働省(Online)，〈http://www.mhlw.go.jp/topics/kaigo/osirase/tp0628-1/dl/130313-01.pdf〉，(accessed, 2017-6-8).
8) 厚生労働省：在宅医療連携拠点事業．厚生労働省(Online)，〈http://www.mhlw.go.jp/seisakunitsuite/bunya/kenkou_iryou/iryou/zaitaku/dl/h24_0711_02.pdf〉，(accessed, 2017-6-8).
9) 佐久総合病院：在宅医療連携拠点事業．佐久総合病院(Online)，〈http://www.sakuhp.or.jp/

ja/002804.html〉,（accessed, 2017-6-8）.

10) 野中猛：図説ケアチーム．中央法規出版, 2007.

11) 立岩真也：弱くある自由へ；自己決定・介護・生死の技術．青土社, 2000.

12) 厚生労働省：ハンセン病問題に関する検証会議最終報告書；「第十一ハンセン病強制隔離政策に果たした医学・医療界の役割と責任の解明」,「第十二ハンセン病強制隔離政策に果たした各界の役割と責任(1)」,「第十三ハンセン病強制隔離政策に果たした各界の役割と責任(2)」,「第十四ハンセン病強制隔離政策に果たした各界の役割と責任(3)」．厚生労働省(Online),〈http://www.mhlw.go.jp/topics/bukyoku/kenkou/hansen/kanren/4a.html〉,（accessed, 2017-6-8）.

13) Greenwood E：Attributes of a Profession. Journal of the Social work 2-3, National Association of Social Workers, 1957（高沢武司・訳：専門職業の特質 ［鉄道弘済会弘済会館（編）：社会福祉の専門職とは何か］．財団法人鉄道弘済会, 1972, pp181-195）.

14) 高城和義：パーソンズ；医療社会学の構想．岩波書店, 2002.

15) Parsons T（富永健一, 高城和義, 他・訳）：人間条件のパラダイム；行為理論と人間の条件第四部．勁草書房, 2002.

16) 稲沢公一：援助者は友人たりうるのか（古川孝順, 岩崎晋也, 他：援助するということ；社会福祉実践を支える価値規範を問う）．有斐閣, 2002, pp135-208.

17) Tuckman BW, Jensen MA：Stage of Small Group Development Revisited. Group & Organization studies 2：419-427, 1977.

18) 武谷三男：弁証法の諸問題．勁草書房, 2010.

19) 實方由佳：子ども虐待対応における「専門職間連携」の擬態化；実践家の「専門職間連携」認知を介在させた検証．社会福祉学 55：27-39, 2014.

20) 菊池和則：多職種チームの3つのモデル；チーム研究のための基本概念整理．社会福祉学 39：273-290, 1999.

21) 篠田道子：多職種連携を高めるチームマネジメントの知識とスキル．医学書院, 2011.

参考文献

三島亜紀子：医師とソーシャルワーカーの専門職化；A・フレックスナーの及ぼした影響を中心に ［黒田浩一郎（編）：医療社会学のフロンティア；現代医療と社会］．世界思想社, 2001, pp111-132.

第2章

現場の連携教育・学習の必要性・困難性・可能性

本章のポイント

- 保健・医療・福祉の現場で、現任教育としてのIPEに取り組む必要性が高まっている。背景には、複雑・困難なケースを援助する機会が増加し、卒前教育にIPEを経験した世代が働き始めて、多職種連携における世代間のギャップが生まれていることがある。
- 事業所の中で、あるいは事業所を超えてIPEを進めるには、事例検討が有力な方法となる。
- 推進チームを立ち上げ、目標を定め、これまである学習会をもとに企画していくことができる。司会役やまとめ役が育つことが、さまざまな力になる。

1 現場の連携教育・学習

1 変わってきた現場と業務

　1990年代以前、介護保険導入前の時代の現場では、IPEはほとんどなく、各々の養成校を経て現場に入り、新人の時から修練を受けながら主に先輩の背中を見ながら育っていたのではないかと思われる。そこでは職種間の階層構造（ヒエラルキー）が厳然と存在し、それに伴うミスコミュニケーションは数多くあったと推定される。

❶ 医学モデルから生活モデルへ

　また業務としても医療と介護の境界が明確に分かれており、多くの現場では個々の独立した展開になっていただろう。いわゆる「医学モデル」を中心とした時代であり、それに基づいた専門職養成教育がなされていた。しかし介護保険導入により、新たに「生活モデル」のパラダイムシフトが起こり、制度上も医療と介護の連携が必須になってきて連携教育の重要性が高まり、先進的な養成校を中心に連携教育の導入・普及が進み出した。

❷ 複雑化する事例・狭間の事例

　社会構造の変化、高齢者の増加、医療技術の発達、生命予後の延伸により、いわゆる困難事例や複雑な事例が増えてきた★5。特に医療依存度の高い事例や認知症を基礎にもつ患者の増大は現場に大きな影響を及ぼしている。また複数の健康問題を抱えて、背景課題も重複しているため、従来の分類では整理できない狭間の事例も多くなっている。多死社会への移行の時代には病院だけでなく高齢者施設での看取りにも対応しなければならず、現場の状況は否応なしに変わらざるを得なくなってきた。

★5…【病棟における困難事例】（⑤p15）、【地域・在宅ケアにおける困難事例】（⑤p61）参照

2 連携教育の広がりと「世代間ギャップ」

❶ 新旧世代

　前述したように卒前教育として正式なカリキュラムの中に盛り込まれている連携教育を受けた新世代の専門職が登場し、徐々にその数が増えてきた。一方で、すでに現場で働いているベテランの専門職は、フォーマルな連携教育を受けないまま現場でそのことを個々のレベルで学んできた。連携の重要性を認識していない方も多いかもしれない。

❷ リアリティー・ショック

　新しい教育を受けた新世代を待ち受けていたのは、そうした理想的な連携の状況とはギャップのある現実の厳しい状況である。小川ら[1]の報告では、卒業生の一部がこうしたことを感じている。こうしたことが燃え尽き症候群や早期離職につながる可能性も否定できない。連携教育を受けた世代の想定外の課題かもしれないが、サポートも必要である。具体的には、理想と現実のギャップを埋めるような説明を含むいわば「処世術」ともいえるサバイバルスキル（ストレスコントロール・ピアサポート・メンタリングなど）の提示も必要かもしれない。

❸ 移行期

　新世代と旧世代の混在が今まさに起きている。旧世代の専門職も各種研修会で連携を学ぶ機会が増えているため、理解が深まり連携スキルを身につけて成長されている方も少なくない。こうした混在の時期はどのようなインパクトを現場に及ぼすのであろうか？　筆者はよい刺激になるのではないかと考えている。連携をキーワードにして世代間のディスカッションが生まれる可能性が高くなるだろうし、お互いの関心を職場で惹起できる。ギャップを感じる時こそ、話題にすることでその効果が高くなるともいえる。勇気を持って発言し、患者・利用者のためにどうしたらいいのかを話しあってほしい。

❹ イライラしたら

　そうはいっても世代間ギャップを感じて、イライラしてしまったらどうしたらいいか？　そういう時はまず深呼吸して、一息おいてから話をしたり行動したりするとよい。こう

したことは専門職にとって重要なスキルともいわれており、近年マインドフルプラクティスとしても取り上げられている[2]。メタ認知、ノンジャッジメンタルな態度などを訓練によって獲得することを目指している。

⑤ 新世代がファシリテーター

新世代が現場に入り、自分のことだけで精一杯かもしれないが、余裕ができてきたら是非とも旧世代を巻き込んだ連携教育の場を演出する努力もお願いしたい。自らが受けてきた教育手法を還元するというか、試行錯誤でもよいのでそうしたトライアルを期待したい。

3 事業所内の連携教育・学習[★6]

上述した世代間ギャップを頭に置きながら、学習機会を捉え直して従来型の知識獲得型勉強会とは異なるものを自分たちの事業所の中で企画実施していく必要がある。

① これまでの学習会を見直す

連携教育を始める前に、なぜこうしたことが必要なのかをきちんと議論した方がよい。現状の教育で連携がうまくいっているのかどうか。必ずしも十分でないとするならば改善が必要である。これまでの学習会ではどういった内容を取り上げてその成果はどうなっているのかを見直す。

② 知識、技能、態度

学習会ではさまざまな分野のトピックスを取り扱っているだろう。教育の分野での以下の3つの領域を分類している。知識、技能、態度である。連携教育はもちろんこの3つ全てをカバーする必要があるが、特に態度領域に関わるウエイトが大きいかもしれない。

③ 企画チームの役割

学習会は通常、事業所内部の研修委員会などが担当するところが多いだろう。この企画

★6 …【多職種連携学習と教授のアプローチ】（①p52）参照

チームが機能して、連携教育を盛り込むとよい。チーム自体が多職種での編成であればなおのことよい。最初の学習会での実施は慣れないかもしれないので不安があると思われるが、新しい分野を切り開く意味合いでも是非とも取り上げて実施してほしい。

❹ できるだけ多くの人へ参加呼びかけ

せっかくよい学習会を企画しても、参加する人や職種が少ない場合にはその学習効果は半減する。周知や広報、動員の方法を十分に立ててほしい。成人学習理論に基づいて、参加者の日常業務に関連するトピックを取り扱う、すぐに役立つようなノウハウを提供するなどの工夫も勘案していただきたい。

❺ 事例にはじまり、事例に終わる

実際に経験した事例を取り扱い、できればうまくいった成功事例を勉強会で取り扱うのも一つの手である。これは、初めて企画する際には成功事例から導入した方がうまくいくという経験に基づいている。そしてこの事例を事前に議論した時に、この学習会ではどういうポイントを用意しておくべきかも企画チームと事例に関わったメンバーで詰めておく必要がある。

❻ アイスブレイク

いきなり事例に入ることに抵抗がある場合には、ちょっとしたアイスブレイクを使うこともある。たとえば参加者全員に「最近経験したことで、連携がうまくいったことをA4用紙1枚に書いてください」と呼びかける。作業した後に「隣の人とペアになってお互いに内容を紹介してください」と声をかけて、見守る。こうして手で書く、言葉で伝えるといった五感を駆使して関心を向けていく。

❼ 司会役、コーディネーター

議論が進んでくるとヒートアップしてプラスのみならずマイナスの部分や事例の対応への改善点の話になることが多い。その時に担当した方を責めるようなやりとりや犯人探しの議論は勉強会の雰囲気を悪くする。議論が進まなくなる。次回の参加者が激減するかもしれない。責めない安全な雰囲気（No blame）を作り確保することが司会役やコーディネーターの役割である。

会の終盤では、事例に関連した学びをレクチャーの形で提供するとよい。知識の獲得に関する欲求も満たすし、配布資料もあるとよい。

❽ 参加者からのフィードバック

　勉強会参加者へ事後アンケートを実施して、会の進め方、内容、時間配分などについての定量的な評価と自由記載欄のある質的な評価ももらうようにした方がよい。終了後に企画メンバーがこれらのアンケートをもとにして改善策を策定したり、メンバー内での反省も議論して共有できるとよい。企画メンバー自身の成長につながるし、学びの集団が成長していくチャンスになる。

4 事業所を超えた連携教育・学習[7]

❶ 誰が仕掛け人？

　単独の事業所を超えた学びを提供するには、それを行うチームが必要である。そもそも事業所を超えての学びが必要なのかという疑問がある。地域の中で患者・利用者がケアを受ける時に、さまざまな事業所からサービスを受けている。こうしたケアの現実に即した対応を得るために学習会があるとすれば、やはりケアの動きに沿った学び、すなわち地域の複数の事業者や関係者からなる勉強会を企画するしかない。

❷ チームで企画

　先ほどの単独事業所でもそうであるが、多職種及び多事業所からなる企画チームの編成が望ましい。チームの編成ができたら、参加者にとっての学習ニーズは何か、地域内のニーズは何か、トピックスは何があるかを議論する。そこから共通項を探り当てて企画を立てていく。連携教育の場を提供することができていく。

❸ どんなメリットがあるか？

　IPEの目的でもある「患者のケアの質を改善するために、連携をよくする」ために学習を企画するわけであるので、こうしたメリットが最終的には得られると信じてやっている。そこまでいかなくても、そのもっと手前でたとえばお互いが顔の見える関係になるこ

協同医書出版社の最新刊

最新刊

ラーニングシリーズ IP
インタープロフェッショナル
保健・医療・福祉専門職の連携教育・実践

[全5巻]（すべてB5判・2色刷）

近年、保健・医療・福祉領域において、さまざまな専門職が互いの専門性について学ぶ「IPE（多職種連携教育）」、そしてそうした相互理解をもとに連携して働く「IPC・IPW（多職種連携協働・実践）」の重要性が注目されています。本シリーズは、そうした連携のために必要不可欠な概念として注目されている「IP（インタープロフェッショナル）」の教科書です。

IPを学び、実践する！

IPを学ぶ学生、専門職種、研究者など、あるいはその学習環境に応じて①IPの理論研究、②教育現場での教授ツール、③学生・初学者向けの入門テキスト、④臨床現場での体制づくりのためのガイド、⑤事例集というそれぞれ特徴的なアプローチによる全5巻構成になっています。さらに、異なる巻同士で互いの内容に関連性がある箇所には「リファレンス」を設け、より深い学習が可能です。

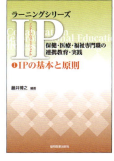
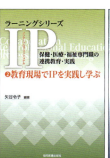
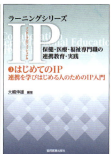
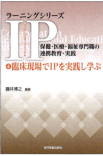
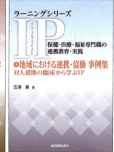

❶IPの基本と原則
藤井博之●編著
●112頁　定価（本体2,000円＋税）　ISBN978-4-7639-6029-0

❷教育現場でIPを実践し学ぶ
矢谷令子●編著
●132頁　定価（本体2,800円＋税）　ISBN978-4-7639-6030-6

❸はじめてのIP
連携を学びはじめる人のためのIP入門
大嶋伸雄●編著
●240頁　定価（本体2,600円＋税）　ISBN978-4-7639-6031-3

❹臨床現場でIPを実践し学ぶ
藤井博之●編著
●128頁　定価（本体2,800円＋税）　ISBN978-4-7639-6032-0

❺地域における連携・協働 事例集
対人援助の臨床から学ぶIP
吉浦　輪●著
●168頁　定価（本体2,400円＋税）　ISBN978-4-7639-6033-7

協同医書出版社　〒113-0033　東京都文京区本郷3-21-10
Tel.03-3818-2361／Fax.03-3818-2368
http://www.kyodo-isho.co.jp/

ラーニングシリーズIP インタープロフェッショナル
保健・医療・福祉専門職の連携教育・実践［全5巻］

各巻の特徴と読者対象

IPを理解する！　　IPに関心がある全ての方におすすめ！
❶IPの基本と原則　［藤井博之 編著］

IPを理解するうえで欠かすことのできない基本的な知識や原則を詳しく解説した、IPに関心がある全ての人にとって必須の基本書。IPの発展の歴史的な経緯や、IPがなぜ現場で求められているかの背景、日本におけるIPの現状などを詳しく解説しています。また、IP研究のレビューや、世界各国で実践されているIPに共通するコンピテンシーをまとめています。他の巻を読むにあたって、まずは知っておくべき内容が網羅されているので、第1巻を出発点として、自分の興味関心のある領域に沿って他の巻へと学習を進めていくことが可能です。

IPをどう教える?　　教員の方におすすめ！
❷教育現場でIPを実践し学ぶ　［矢谷令子 編著］

主に保健・医療・福祉専門職を養成する学校の教員のためのIPE入門書。教員としての基本的な知識を身につけたうえで、それぞれの学校でIPEを推進し、学生へ連携を教授する方法を解説しています。実際に著者が所属していた大学でIPEを実践した経験に基づく事例や方法を数多く紹介しているので、IPEの実践を目指す教員の方は、今後自身で授業やプログラムを編み出していくための参考にすることが可能です。IPEを実践している教員の実践報告や、実際にIPEを受けた学生の声なども紹介し、IPEを志す教員にとって必携の一冊となっています。

IPって何?　　学生・初学者の方におすすめ！
❸はじめてのIP　［大嶋伸雄 編著］
連携を学びはじめる人のためのIP入門

主に学生・初学者の方を対象にしたIPの入門書。IPE、IPC（IPW）、連携といった言葉に関心はあるけれど、何から勉強すればよいかわからないという方は、本シリーズの❶と共にまずはこの本から学びはじめることがお勧めです。IPや連携、チームといった基本的な概念を詳しく解説し、またさまざまな保健・医療・福祉の専門職種とその仕事内容を紹介しているので、連携して働く可能性のある他の職種についての理解を深めることができます。重要な言葉や概念には「キーワード」や「学習のポイント」の解説を配置し、非常に学習しやすい構成になっています。

IPで現場を変える！　　臨床家の方におすすめ！
❹臨床現場でIPを実践し学ぶ　［藤井博之 編著］

すでに臨床現場で働いている専門職の方を主な対象とした、実践のためのIP入門書。病院施設や地域ケアの現場で、周りの専門職と一緒にIPを実践しながら学んでいくための方法を詳しく解説し、職場内での勉強会などを進める際に活用することができます。さらに、IPを実践するうえで臨床家が気をつけなくてはならない観点や、共有しておくべき共通理解を提示しています。全国各地でIPを実践している臨床家の方々の報告も数多く紹介し、また特に連携が必要となる被災地医療支援におけるIPの実践も紹介しています。

何が現場の問題なのか？　　IPに関心がある全ての方におすすめ！
❺地域における連携・協働 事例集　［吉浦 輪 著］
対人援助の臨床から学ぶIP

病院施設や地域におけるさまざまな困難事例を通して、専門職がどのように対象者を理解し、協働していけばよいのかを考え、学ぶことができる事例集。患者・当事者の困難な状況のみならず、専門職側に問題・原因がある事例も数多く提示され、現場の複雑な問題に対応する考え方を身につけることができます。また、課題・問題別のサブテーマが設けられ、自身の関心のあるテーマに沿って学習することも可能です。学校教育や臨床現場でのディスカッションの材料として幅広く使用することが可能で、IPを学ぶために必携の事例集となっています。

と、声をかけやすくなることもあるだろう。また職種同士の悩みの共有を通じてやる気が再び出るかもしれない。日頃出会ったことのない職種と出会うことで、それまで持っていた先入観というかステレオタイプな職種像を払拭するいいチャンスかもしれない。

❹ 競合相手でもありパートナー

とはいうものの事業所同士は地域内ではライバル関係にあるかもしれない。そうした事業所が一堂に会することで緊張が走るかもしれない。市場原理が働く業界においては避けて通れない部分でもある。しかし一方ではお互いを高めあいながらしのぎを削る同じ地域内のパートナーでもあるのだ。地域包括ケアシステムの中ではお互いが貴重な地域資源であり、お互いが活躍するように助け合うことも求められてきている。こうしたアンビバレントな立場を十分に理解しながら、目先の利益やプライドにこだわらず力を合わせて学びあってほしい。

5 事例検討会を企画・運営する[★8]

❶ 事例検討会・ケースカンファレンス

これは保険・医療・福祉分野の世界ではよく使われるもので、事例を提示して参加者と司会がやりとりしながら診断や治療、ケアの内容やプロセスを検証しながら学ぶ手法である。最も日常業務にマッチした学習機会である。医療だけではなく介護や保健の領域もカバーして行うことも増えている。

❷ 企画チーム

事例検討会の準備にあたる多職種のメンバーで編成し、入念な準備を行う。検討会の参加者の対象、人数、職種などを考えていく。当日の時間割もメリハリをつけて立案する。是非とも参加してほしい対象者や事業所などに対しても積極的に広報して参加を募る。

★7…【多職種連携学習と教授のアプローチ】(①p52) 参照
★8…【グループ・ワーク(実践編)】(③p173) 参照

❸ 事例の選択

　どの事例を取り扱うのか、それを選択するのが最も重要であり、一番悩む部分である。実際の事例の中から選ぶ、教育効果の高いものから選ぶといった方法が考えられる。今回は在宅医療の現場での事例を取り上げて、具体的な進め方を提示してみる。

❹ 学習目標の設定

　先ほど述べた知識、技能、態度領域に分けて考えて設定する。この時間内で具体的にどうなってほしいのかを明確に記載する。そうすることで検討会自体の雰囲気が引き締まる。事例検討会の学習目標を以下に示す。

〈事例検討会の学習目標〉
参加者はこの時間が終わるまでに以下のことができる。
①この事例を通して自らの日常業務実践を振り返ることができる。
②在宅ターミナルケアでよく見られる症状とその対応について大まかに述べることができる。
③多職種連携の重要性について理解できる。

❺ 学習方略（educational strategy）

　学習方略にはいくつかある。講義、小グループ学習、ロールプレイ、シミュレーション、eラーニングなどであるが、この中から一つまたは複数の方略を選んで組み立てていく。事例検討会では時間軸に沿って事例の概要を説明していく。それを参加者が聞きながら、途中で質問や議論を挟む。まとめの部分でミニ講義を挟む。

❻ 時間配分

　全体で1時間、長くても1時間半がよい。参加者の集中力が持続するのは20分程度といわれているので、適宜メリハリをつけた構成にした方がよい。そうでないと居眠りや退席者が出る可能がある。

❼ グランドルールの徹底

　検討会での冒頭でこれをしっかりと司会者から周知した方がよい。特に事例検討会では「誰々が悪い」といった犯人探しの議論に陥ることがある。こうした雰囲気にならないようなルールは重要である。スライドで提示するか、配布資料の中に明記しておく。

❽ 事例の発表者

　事例を直接担当した方が単独または複数で発表するのが望ましい。時間を厳守して、メリハリのついた声で滑舌よくプレゼンテーションする。参加者には多職種が参加していることを考慮して、専門用語や略語の使用については十分配慮する。

❾ 司会者の役割

　あくまでも議論の交通整理役である。会場の参加者の様子を観察する。議論がなかなか出ない場合には適宜質問やコメントを加えて議論を盛り上げる役割も必要。学習効果を高めるような質問、参加者のレベルに応じた質問もよい。多職種が参加しているので、難しい専門用語が出た時などは確認の質問も行う。

❿ 議論のまとめ方

　事例についての直接的な事象の確認、それに付随した一般的な知識の確認など疾患や課題に沿った内容（Content of Care）の確認を行う。その次にケアのプロセス（Process of Care）、過程についての確認も行う。また多職種連携もキーワードであるので、チームとしての振り返りもポイントになる。正解があるわけではないが、その様子というか概要を図やシェーマなどを使って記録しておくとよい。まとめにつながるようなキーワードも見つかれば、事例を特徴付ける一文（例：さまざまな症状が出てくる度に家族の葛藤を多職種で支えて最終的には自宅での看取りが可能になった一例）としてまとまる。議論の結晶としての一文は、参加した人にとって印象深く残り、次に似たような事例に接した場合に役立つ。

　終わりには参加者へのアンケートを行う。内容、時間配分、自由記載などを無記名で書いていただく。次回の検討会がさらによりよいものになるように結果を企画メンバーで共有していく。

6 多職種協働の学習会を企画・運営する

　ここでは在宅医療の現場でよく行われているデスカンファレンスを例にして解説する。筆者の経験では「偲ぶ会」としてタイトルを変えて、在宅看取りした事例をもとにして関わった多職種が参加して振り返りながら学び合う学習会としている。

　企画運営は多職種のコアメンバーで行い、準備を進める。ベテランや管理職がそのメンバーになって進めていくが、回数を重ねるうちに若手にも積極的に担当してもらう。学習目標は、たとえば以下のように設定する。

〈多職種協働学習会「Aさんを偲ぶ会」の学習目標〉
参加者はこの時間が終わるまでに以下のことができる。
①この事例を通じてチームとしての振り返りを行う。
②スタッフ自身のグリーフケアの意義を理解できる。
③多職種協働の実際で大切なことは何かについて一つ列挙できる。

1 参加呼びかけ

　実際に関わった多職種メンバーには全員声をかける。電話などでも呼びかける。業務時間の合間に行う場合や時間外に実施する場合などがあるが、調整をしてなるべく多くの参加者を募る。また、ケアに関わっていないメンバーにも場合によっては参加を募る。

2 事例の選択

　成功事例がよい。企画メンバー内で決める。ご遺族の了解をとるべく、会の趣旨をお伝えしておく。プライバシーへの配慮も欠かせない。

3 事前の作業課題

　参加予定者にはあらかじめ宿題を出しておく。「患者さんやご家族との関わりの中で最も印象に残った場面をイラスト・絵にしてください。簡単な説明文を添えてください。絵のクオリティーは問いません」と問いかけたA4の用紙を1枚配布して学習会当日に持参してきてもらう。当日参加できない方は同僚に渡してもらい共有する。こうすることで、関わった人ほぼ全てから情報が得られるメリットがある。

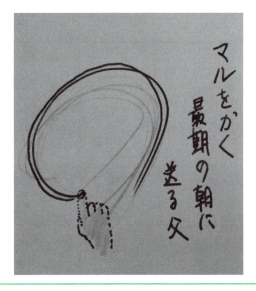

図 2-1　患者さんから娘さんへのメッセージ

４　実際の時間割

大まかな時間割を示す。
①挨拶
②簡単な自己紹介（5分）
③事例の概要と時系列での経過説明（10分）
④参加者から頂いた用紙を壁に貼って、順番に説明していただく（30分）
⑤全体討論（10分）
⑥まとめ

　この学習会のハイライトは、各人が持参した用紙（図2-1）を全員で共有し、コメントを聞けるところである。現場では多職種が入れ替わり立ち替わりサポートしながらケアをしており、全ての場面を目の当たりにしているわけでない。断片的ではあるが、色々なシーンが浮かび上がることでより豊かな場面や視点が身につく。映画のような形で腑に落ちてくる。お互いの職種へのリスペクトが起こり、新たな発見につながるかもしれない。

　グループとしての振り返りもこの学習会の肝である。できるだけポジティブな側面にフォーカスを当てながらもネガティブな部分にも触れていく。最後はポジティブなまとめをなんとかできるとよい。発言はできるだけ均等に、職種の偏りがないように配慮したい。

5 おわりに

　会のおわりには一言コメントをもらうようにしている。「今日の勉強会の感想をお願いします。なんでもいいです」と促して、端から順番に当てていく。さまざまな感情が動く可能性があるので、会の運営はデリケートに行った方がよい。また可能なら、研修生がいる場合には彼らの参加も促して現職の先生方の勉強会のオブザーバーとしてあると現職のみなさんにとっても刺激になる。研修生らにとって現職の先生方の真摯な姿勢はカッコよく映り、心に響くものになると考えている。

（吉村　学）

引用文献

1) 小川孔美, 原和彦, 他：専門職連携実践(IPW)と専門職連携教育(IPE). 埼玉県大紀 16：61-68, 2014.
2) Epstein R：Mindful practice. JAMA 282：833-839, 1999.

第3章
病院や施設での連携教育・学習

本章のポイント
- チームワークは、そのチームが活動する職場の組織的な特徴に影響され、それに応じた人材やチームの育成が必要となる。
- 課題別医療チームの利点と課題を、摂食嚥下サポートチーム、テクノエイド支援チームを例に示す。

1 病院・介護施設におけるチームワーク

1 組織と職種構成を知る

　病院や介護施設ではさまざまな専門職が働いている★9。厚生労働省[1]が動向を把握している専門職だけでも約30職種が存在し、その異なる専門職同士が連携・協働し、それぞれの専門スキルを発揮することで、入院・入所中や外来通院中の患者・利用者のQOLの維持・向上、人生観を尊重した療養の実現をサポートしている[2]。また、近年では限られた資源（専門職やマンパワー）で最大限の効果を出すことや、専門職による関わりを最小限にして最大限の効果を引き出すチームワークが求められている。

　しかし、そのような連携や協働、チームワークが自然発生的になされる場合は少なく、むしろさまざまな障壁が存在することでうまくいかない場合の方が多いのは周知の事実である。ここでいうさまざまな障壁とは、それぞれの専門職における教育課程や価値観が異なることだけが原因ではない。実際の現場では組織対組織、チーム対チームといった対立が起こることでより困難となっている。つまり、病院や介護施設の組織（各部門や委員会を含む）、職種構成に合わせた連携や協働、チームワークのあり方が求められている。

　そこで本項では、自身が所属する組織だけでなく、連携・協働先の組織や職種構成を整理し、そこで求められるチームワークの役割や能力を身につけることを目標としている。

2 病院の組織と職種構成

　病院は医療法上において、一般病床、療養病床、精神病床、結核病床、感染症病床に分類されている。将来的には廃止の方向性で進んでいるが、病院内に介護療養病床を抱えている組織もある。これらの病院は図3-1のように、診療報酬における機能に応じた病床の分類にて整理できる[3]。また2025年に向けた病院・病床機能の再編により高度急性期、一般急性期、亜急性期等、長期療養、介護施設へと分類される予定となっている（図3-2）[4]。

★9…【他の専門職と専門性を理解する】（③p55）参照

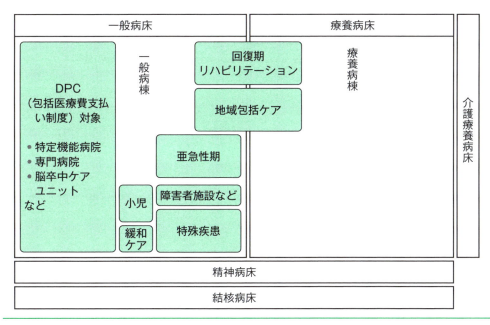

図3-1　病院の機能に応じた分類（文献[3]より一部改変）

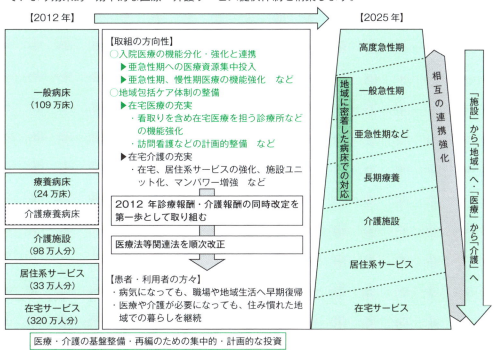

図3-2　医療・介護機能の再編（文献[4]より一部改変）

1　病院・介護施設におけるチームワーク●47

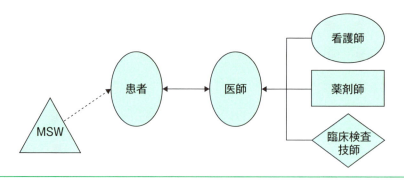

図3-3　連絡モデル[6]
篠田道子：チームの類型（多職種連携を高めるチームマネジメントの知識とスキル．p18，2011，医学書院）

　まず病院の機能として急性期、亜急性期で求められるチームのあり方についてまとめる。急性期の中でも特に高度急性期、超急性期と呼ばれる機能をもつ病院ほど、救急救命や手術などの緊急度の高い中で活躍できるチームのあり方が求められる。この場合、医師が総合的に判断できるように情報や権限を集中させ、迅速かつ効果的に医療を提供するマルチディシプリナリー・モデル[5]や連絡モデル（図3-3）[6]が適しているといわれている。
　連絡モデルではリーダーの医師の権限は強く、他の専門職の医師との連携は指示・報告が主となり、医師のサポート役に徹することが多くなる。個々の専門職には高度の専門性が求められチーム内の役割分担が明確な一方、専門職間の連携はさほど求められていない。ただし近年では在院日数の短縮や在宅復帰困難者の増加に伴い、より早期から退院調整看護師や医療ソーシャルワーカーの介入が必要なために急性期から亜急性期への移行、そして連絡モデルから次に説明する連携・協働モデル[7]に移行することが求められている。
　亜急性期では、主に急性期を終えた状態や回復期リハビリテーション病棟、地域包括ケア病棟などが位置づけられており、ここで取り組まなければならない課題に対して、医師だけがリーダーとなって活動するだけでは限界がある。たとえば回復期リハビリテーション病棟を例にとってみても、チームの目標によっては看護師やリハビリテーション専門職、医療ソーシャルワーカーがリーダーとして動く方が効果的となることがある。そのため、トランスディシプリナリー・モデル[5]や連携・協働モデル（図3-4）[7]が適しているといわれている。連携・協働モデルは患者や家族と共にチームを形成するコアチーム、そのコアチームを周囲でサポートするアソシエイトチームとで構成されている[7]。個々の専門職には役割の徹底が求められる中で、時に専門性のオーバーラップを必要とし、専門職間の能力や経験の差を補いあう。そのため、コアチームの役割として①他のメンバーとの意見のすり合わせをカンファレンスなどで丁寧に扱う、②チームメンバー間で情報の共有化を図る、③コミュニケーションをこまめにとり信頼関係を築くことが求められる[7]。なお、コアメンバーはチームの目標によって異なることに注意し、必ずチームの活動開始や目標

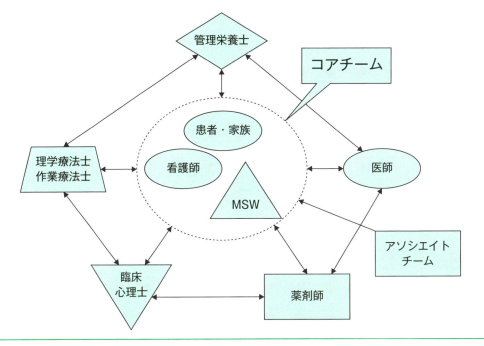

図3-4 連携・協働モデル[7]

篠田道子:チームの類型(多職種連携を高めるチームマネジメントの知識とスキル.p19, 2011, 医学書院)

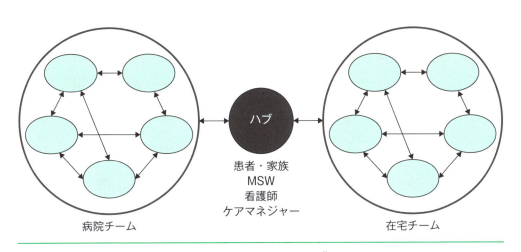

図3-5 ネットワークモデル[8]

篠田道子:チームの類型(多職種連携を高めるチームマネジメントの知識とスキル.p21, 2011, 医学書院)

の見直しの際に、確認・共有することが必要となる。

　さらに退院支援の際には、インターディシプリナリー・モデル[5]や連携・協働モデルのチーム同士をつなぐネットワークモデル(図3-5)[8]を展開する必要があるといわれている。退院支援においては病院と在宅の両チームをつなぐ役割(ハブ)として、患者・家族

や退院調整を行う看護師、医療ソーシャルワーカー、ケアマネジャーなどが拠点となる必要がある。ここでは、チーム内における個々の専門性のオーバーラップはもちろんのこと、その連携や協働は組織対組織、チーム対チームへと発展していくことになる。そのためにハブ役がとても重要であり、二つの異なるチームにそれぞれコーディネーター役がいる形になる。複数のリーダーが存在することから、調整に時間がかかり、指示関係が曖昧になるという課題がある[8]ものの、近年では地域包括ケアシステムにおける在宅医療・介護連携推進事業[9]においても、そのようなコーディネーターの配置や連携の取り組みの重要性を指摘している（図3-6、図3-7）。

では次に、病院における組織や多職種から構成される専門チームからチームのあり方を

在宅医療・介護連携推進事業（介護保険の地域支援事業、2015年～）

- ○ 在宅医療・介護の連携推進については、これまで医政局施策の在宅医療連携拠点事業（2011・2012年度）、在宅医療推進事業（2013年度～）により一定の成果。それを踏まえ、介護保険法の中で制度化。
- ○ 介護保険法の地域支援事業に位置づけ、市区町村が主体となり、郡市区医師会などと連携しつつ取り組む。
- ○ 実施可能な市区町村は2015年4月から取組を開始し、2018年4月には全ての市区町村で実施。
- ○ 各市区町村は、原則として（ア）～（ク）の全ての事業項目を実施。
- ○ 事業項目の一部を郡市区医師会など（地域の中核的医療機関や他の団体を含む）に委託することも可能。
- ○ 都道府県・保健所は、市区町村と都道府県医師会などの関係団体、病院などとの協議の支援や、都道府県レベルでの研修などにより支援。国は、事業実施関連の資料や事例集の整備などにより支援するとともに、都道府県を通じて実施状況を把握。

○事業項目と取組例

（ア）地域の医療・介護の資源の把握
- ◆地域の医療機関の分布、医療機能を把握し、リスト・マップ化
- ◆必要に応じて、連携に有用な項目（在宅医療の取組状況、医師の相談可能な日時など）を調査
- ◆結果を関係者間で共有

（イ）在宅医療・介護連携の課題の抽出と対応策の検討
- ◆地域の医療・介護関係者などが参加する会議を開催し、在宅医療・介護連携の現状を把握、課題の抽出、対応策を検討

（ウ）切れ目のない在宅医療と介護の提供体制の構築推進
- ◆地域の医療・介護関係者の協力を得て、在宅医療・介護サービスの提供体制の構築を推進

（エ）医療・介護関係者の情報共有の支援
- ◆情報共有シート、地域連携パスなどの活用により、医療・介護関係者の情報共有を支援
- ◆在宅での看取り、急変時の情報共有にも活用

（オ）在宅医療・介護連携に関する相談支援
- ◆医療・介護関係者の連携を支援するコーディネーターの配置などによる、在宅医療・介護連携に関する相談窓口の設置・運営により、連携の取組を支援

（カ）医療・介護関係者の研修
- ◆地域の医療・介護関係者がグループワークなどを通じ、多職種連携の実際を習得
- ◆介護職を対象とした医療関連の研修会を開催など

（キ）地域住民への普及啓発
- ◆地域住民を対象にしたシンポジウムなどの開催
- ◆パンフレット、チラシ、区報、HPなどを活用した、在宅医療・介護サービスに関する普及啓発
- ◆在宅での看取りについての講演会の開催など

（ク）在宅医療・介護連携に関する関係市区町村の連携
- ◆同一の二次医療圏内にある市区町村や隣接する市区町村などが連携して、広域連携が必要な事項について検討

図3-6 在宅医療・介護連携推進事業（文献[9]より一部改変）

(オ) 在宅医療・介護連携に関する相談支援

　地域の在宅医療と介護の連携を支援する相談窓口の運営を行い、地域の医療・介護関係者、地域包括支援センターなどからの、在宅医療、介護サービスに関する事項の相談の受付を行う。
　また、必要に応じて、退院の際の地域の医療関係者と介護関係者の連携の調整や、利用者・患者又は家族の要望を踏まえた、地域の医療機関・介護事業者相互の紹介を行う。

実施内容・方法
(1) 地域の在宅医療と介護の連携を支援する人材を配置
(2) (イ) の会議の活用などにより運営方針を策定する。
(3) 群市区医師会、地域包括支援センターなどの協力を得て、地域の医療・介護関係者に対して、窓口の連絡先、対応可能な時間帯などを周知。
(4) 地域の医療・介護関係者、地域包括支援センターなどからの在宅医療と介護の連携に関する相談の受付、連携調整、状況提供などを実施。

留意事項
(1) 介護関係者からの相談は、地域包括支援センターの連携により対応する。地域住民からの相談などは、原則として引き続き地域包括支援センターが受け付けることとするが、実情に応じて、直接地域住民に対応することも差し支えない。
(2) 必ずしも、新たな建物の設置を求めるものではなく、相談窓口の事務所は、既存の会議室や事務室などの空きスペースなどを活用することで差し支えない。ただし、相談窓口の名称を設定し、関係者などに周知すること。
(3) 看護師、医療ソーシャルワーカーなど医療に関する知識を有し、かつ、ケアマネジャー資格を持つ者など介護に関する知識も有する人材を配置することが望ましい。

図3-7　在宅医療・介護連携拠点の設置・運営（文献[9]より一部改変）

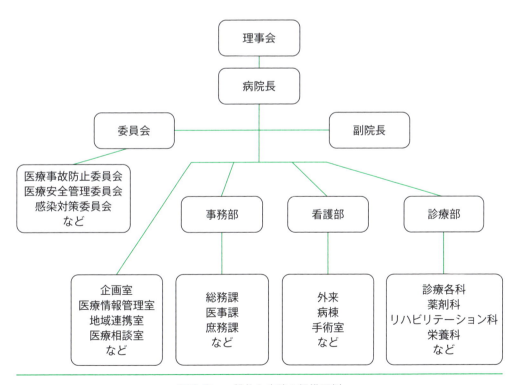

図3-8　一般的な病院の組織図例

整理してみよう。一般的に病院における組織図は図3-8のようになっている。近年では介護保険サービス（訪問看護や訪問リハビリテーション、通所リハビリテーション）を展開している病院も多く、在宅支援部などの組織が設置されていたり、事務部や看護部、リハビリテーション部の傘下に置かれている。ここで注目したいのは、組織というものは業務が重ならないように設計されるため、「組織は連携しない、その中にいる人が連携する。しかしそれをしない」[10]という状態であるということである。各診療科における連携がわかりやすい例として挙げられる。同じ患者に対して臓器別に特化した複数の診療科の医師が、それぞれの専門的な視点から薬の処方を行う。そこで、主治医となる立場の医師らによって作用が重なる薬の処方の確認を怠ってしまうと、結果として**ポリファーマシー**の問題を引き起こしてしまう。

また、チームワークというのは「同じ目標に向かって、異なった能力を持つ者たちが、知恵と力を合わせて協働すること」[11]であるが、上記の例で考えると各々の診療科において治療方針や目標が異なっており、組織が異なるチーム同士の連携や協働は一筋縄ではいかない。組織の目的や目標を共有することにより、初めて連携や協働の技術が活かされてチームワークが成り立つ。自身が所属する組織の状況、具体的には目的・目標、構成職種や他の組織との位置関係、そして自身の立場が組織の中でどのようになっているかを考えることで、活躍できるチームのあり方やチームワークを実践することができる。

一方で、院内に設置されている委員会や多職種から構成される専門チームは、こういった組織図をまたいで分野横断的に活動する形になる。ここでは、コンサルテーション型チーム[12]といわれる高い専門性をもった多職種チームについて注目する。

コンサルテーション型チームとは病院内の組織を横断するチームで、病棟におけるチームからの依頼に応じて栄養サポートチーム（NST：Nutrition Support Team）や感染症対策などの高い専門性を持った多職種のチームとして相談、助言、指導、情報提供などを行う。コンサルテーションの内容はチームよって異なるが、①個々の患者にふさわしい治療やサービス提供内容・方法の相談、助言、指導、②適切なマネジメントがなされているかどうかのモニタリング、③合併症の予防、異常の早期発見などのリスクマネジメント、④早期回復、早期退院への支援、⑤専門知識の普及や啓蒙活動、⑥カンファレンスの企画、運営、管理など多岐にわたる[12]。

しかし、コンサルテーション型チームの活動の際には、同時に注意も必要となる。それは患者に対する最終的な目的・目標や方針、最終的な責任は依頼側の病棟におけるチームにあるということである。コンサルテーション型チームの専門性は高く、積極的に活用していくためにもチーム対チームにおける連携・協働のあり方が重要となっている。

ポリファーマシー……一般的に多剤併用の患者で、薬剤による有害事象が起こっている状態を指す。

3 介護施設の組織と職種構成

　介護施設とは主に介護老人保健施設、介護老人福祉施設、介護療養型医療施設を指している（表3-1）。ここでは、介護老人保健施設を例にとって求められるチームのあり方についてまとめていこう。一般的な介護老人保健施設における組織図は図3-9のようになっている。病院の組織図と比較するとやや多職種の構成職種になる傾向はあるものの、やはり業務が重ならないように設計されている点は共通している。また、病院と同様にコンサル

表3-1　介護保険施設

	介護老人保健施設	介護老人福祉施設	介護療養型医療施設
設置根拠	介護保険法に基づく開設許可	老人福祉法に基づき認可された特別養護老人ホームを指定	医療法に基づき許可された病院または診療所の療養型病床群などを指定
医療	施設療養上、必要な医療の提供は介護保険で給付	全て医療保険で給付	施設療養に際する日常的な医療の提供は介護保険で給付
利用対象者	病状安定期にあり、入院治療をする必要はないが、リハビリテーションや看護・介護を必要とする要介護者	常時介護が必要で在宅生活が困難な要介護者	カテーテルを装着しているなどの常時医療管理が必要で病状が安定期にある要介護者
設備などの指定基準	療養室（1人あたり8m²以上） 診察室 機能訓練室（1人あたり1m²以上） 談話室 食堂（1人あたり2m²以上） 浴室　など	居室（1人あたり10.65m²以上） 医務室 食堂及び機能訓練室（3m²以上、支障がなければ同一の場所で可） 浴室　など	病室（1人あたり6.4m²以上） 機能訓練室 談話室 浴室 食堂　など
人員基準（入所定員100人あたり）	医師（常勤）1人 看護職員9人 介護職員25人 理学療法士、作業療法士または言語聴覚士1人 ケアマネジャー1人 その他　支援相談員など （看護職員数は看護・介護職員の総数の7分の2程度、介護職員数は7分の5程度）	医師（非常勤可）1人 看護職員3人 介護職員31人 ケアマネジャー1人 その他　生活指導員など	医師3人 看護職員17人 介護職員17人 ケアマネジャー1人 その他　薬剤師、栄養士など

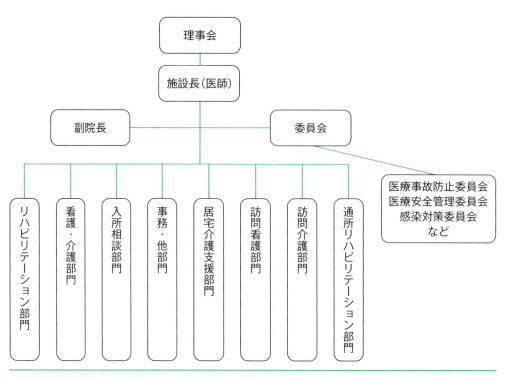

図3-9　一般的な介護老人保健施設の組織図例

テーション型チームも存在している。

　一方で注目すべき点として、複数の診療科や医師が存在する病院とは異なり、介護老人保健施設の多くでは医師は施設長である1名の勤務にとどまっている。そのため、ここでは前述したトランスディシプリナリー・モデルや連携・協働モデルの展開が求められている。特に近年ではリハビリテーションマネジメントの考え方が介護報酬にも体系的に組み込まれており、コアチームの一員をリハビリテーション専門職が担っていることも珍しくなくなっている。また、介護老人保健施設が病院と在宅との中間施設としての機能を発揮するためにも、ネットワークモデルの展開により施設内チームと在宅チームとの連携・協働の重要性がより高まってきている。ここでもハブ役として新たに期待されているのは従来の施設相談員やケアマネジャー、看護師に加えてリハビリテーション専門職が担っているケースも増えてきている。一方で、特別養護老人ホームと共に介護老人保健施設においても終末期ケアに対する多職種での関わり求められているものの、まだまだチームとしての成熟度は低い場合が多く、今後の重点的な課題として位置づけられている。

4 連携・協働の課題と対策

　近年、病院や介護施設における連携・協働やチームワークは診療報酬や介護報酬の改定の影響のみならず、医師以外の専門職の高度化、専門化により大きく変化してきている。特に、従来のように医師が指示しなければ動けないようなチームのあり方は非効率的である場合が多く、高度急性期の場面以外では医師の包括的指示を拡大して、各専門職の自律性を高めつつ、ルールを持った業務や役割の拡大が求められている。

　さらに組織対組織、チーム対チームよる連携・協働において生じる課題を解決するためにも、異なる専門職やチームを束ねるジェネラリストの存在が必要となっている[★10]。チームマネジメントの原点はお互いの仕事を尊重し、助け合うことである。お互いの専門性や能力差のあるスペシャリストのチーム同士をまとめ、共通の目的・目標を随時確認しながら解決へと導いていく。今後の専門職のあるべき姿の一つとして、そういった人材を育成していくことが連携・協働における課題であり、具体的な対策であるといっても過言ではない。

　すでに臨床現場では、回復期リハビリテーション病棟における多職種のマネジメントとして、医師や看護師だけではなく、医療ソーシャルワーカーやリハビリテーション専門職の配置をしている。また、地域連携室に看護師やリハビリテーション専門職を配置する動きが見られている。急性期病院ですら各病棟に専属で医療ソーシャルワーカーやリハビリテーション専門職を配置し、既存の病棟チームを多職種で構成することにより、早期退院や早期回復に対して取り組んでいる。

　介護保険サービスに目を向けても、通所リハビリテーションの相談員としてリハビリテーション専門職の配置を行い、リハビリテーションマネジメントやケアマネジメントの強化に取り組んでいる事業所も多くなってきた。

　入院医療だけでなく在宅医療も知っている、自身の専門分野だけでなく他の専門分野のことも知っている。そして異なる専門性のチーム同士をつなぐことができる。そのようなコーディネート、ファシリテートを兼ね備えた専門職が職種を問わず活躍できるようになることが求められている。

（木村圭佑）

★10…【専門性と一般性】（③p9）参照

2 推進チームをつくって運営する

1 病院における課題別チーム

　我が国では1960年代から地域医療、リハビリテーション医療、地域精神医療などの領域で実践と議論が積み重ねられ、患者と医師、あるいは構成員間の関係性についても検討されてきた。

　1980年代には、高齢者の介護が社会的な課題となり、地域医療・介護の現場でさまざまな試みがなされた。それが制度・施策に反映され、訪問診療料（1986年）など在宅医療に対する診療報酬、社会福祉士・介護福祉士（1987年）などの専門職、老人保健施設（1988年）、訪問看護ステーション（1992年）などが生まれた。

　1990年代には、医療事故が社会的な問題となって、職種間に「過度の権威勾配」（1999年）[13]が存在することが事故の背景にあると論じられ、病院におけるチーム医療が注目される一つの伏線となった。

　その後1990年代半ばからの医師不足・看護師不足による「医療崩壊」が話題になる中で、限りある人員の中で医療の質を保つための方策として、医療制度の側からもチーム医療が改めて注目されるようになる。2002年の「褥瘡対策未実施減算」新設による褥瘡対策チームの普及を皮切りに、栄養サポートチーム、感染防止対策チーム、呼吸ケアサポートチームなど、チームによる課題別の診療行為を評価する診療報酬の新設、医政局へのチーム医療推進会議の設置などの施策がとられた。

　ここでは、病院における課題別支援チームの例として、診療報酬制度で評価された医療チームを挙げ、どのように運営されているかを見ることとする。

2 チーム運営と利点及び課題

　表3-2に、これらのチームの職種構成について、医療法規や診療報酬で定められている職種を◎や○で示す。その他の職種で、筆者が知る限りでチームに入っている例がある職種を△で示している。

これらのチームは、カンファレンスや回診、書類の作成などが法規や診療報酬で義務づけられており、チームの中心にはその領域で十分な経験を積んだ医師や看護師などの職種が位置づけられている。

　表3-2の中で、リハビリテーションチームが診療報酬に位置づけられたとしてある2006年は、リハビリテーション（総合）実施計画書を医師、看護師、理学療法士、作業療法士、言語聴覚士、ソーシャルワーカーらの職種が共同して作成し、患者・家族に説明することが定められた年である。リハビリテーションチームが病院の中で活動するようになったのは、実際にははるかに古く、1960年代に遡る。このチームは、定期的にカンファレンスを行い、各職種が評価、介入内容、目標達成度を共有し、方針を定め共有していた。この間、内科や外科の病棟でのカンファレンスは医師と看護師が中心で行われてきた。ソーシャルワーカーや理学療法士、作業療法士が入ることもあったが、例外的であった。

　その意味では、これらの課題別チーム医療は、画期的であった。複数の専門職が一緒に

表3-2　課題別医療チーム

	医師	看護師	薬剤師	理学療法士	作業療法士	言語聴覚士	管理栄養士	ケースワーカー	臨床工学技士	歯科医師	歯科衛生士	診療放射線技師	臨床検査技師	臨床心理士	社会福祉士	精神保健福祉士	医療法規や診療報酬に載った年
褥瘡対策チーム	◎	◎	△	△	△	△	△	△									2002
医療安全管理チーム	◎	◎	◎	○	○	○	○		○	○	○	○	○				2002
リハビリテーションチーム	◎	◎	△	◎	◎	◎	○							△	◎	△	2006
感染防止対策チーム	◎	◎	◎										◎				2007
医薬品安全管理チーム	◎		◎														2007
医療機器安全管理チーム	◎								◎								2007
呼吸ケアサポートチーム	◎	◎		◎													2010
栄養サポートチーム	◎	◎	◎			△	◎			◎	△						2012
緩和ケアチーム	◎	◎	○										○		◎		2012
糖尿病透析予防チーム	◎	◎	△				◎										2012
精神科リエゾンチーム	◎	◎			○									○		△	2012
患者サポートチーム	◎	◎	○					○							◎		2012
退院支援チーム		◎													◎		2016
テクノエイドチーム	◎	△		△	△			△	◎						△		—

◎：制度上必須の職種
○：制度上記載のある職種
△：制度では定められていないが、参加している例のある職種

患者を訪れ、それぞれの役割で評価や方針決定に参加するようになった。診療報酬で加算が認められるなど、医療機関の収益にも影響するため、こうした活動が促進された面は大きい。

　一方で、参加する職種や回診・カンファレンスの頻度、記録が診療報酬で定められており、ともすれば形式に縛られる面もある。これらの条件をクリアすることに追われ、チームアプローチ本来のあり方を創意工夫することまで力が回らない傾向も出ている。

（藤井博之）

3 摂食嚥下サポートチーム

1 摂食嚥下障害患者の臨床における、多職種アプローチの必要性

　摂食嚥下サポートは、食物を認識して口に入れる段階から、咀嚼・送り込み・飲み込み・食道への移送の機能・活動を対象とする。口腔・咽頭・喉頭の機能のみでなく、上肢・手指・体幹・座位の身体能力などの評価と支援が行われる[14,15]。

　医学的な原因としては、神経疾患、加齢に伴う筋力低下などが多いが、近年は認知機能低下によるケースも注目されている。広い分野の専門職の関与、つまり多職種アプローチが必要とされる。摂食嚥下障害を扱う診療科には、リハビリテーション科の他、神経内科、脳神経外科、耳鼻咽喉科、呼吸器科、小児科、総合診療科、歯科などが挙げられる[15-17]。

　摂食嚥下障害を有する患者にとって、病院から退院する時や、介護施設や自宅での生活を継続する上で、栄養手段や食事形態をケアプランに組み込むことは、非常に重要な課題である。退院を支援する病院、施設や在宅でのケアに関わるさまざまな事業所の、多職種による綿密な連携が必要である。摂食嚥下の支援については、さまざまな専門職団体・組織で議論されているが、職種を超えた交流も盛んである。「日本摂食嚥下リハビリテーション学会」（1994年設立）には、多くの職種が参加し研究成果が共有されている[14,18]。

2 国立研究開発法人国立長寿医療研究センターにおける摂食嚥下サポート

　筆者が所属する国立研究開発法人国立長寿医療研究センター（以下、当センター）は、病院、研究所、もの忘れセンターの他、いくつかのセンターを有しており「高齢者の心と体の自立を促進し、健康長寿社会の構築に貢献します」という理念のもと、人の尊厳や権利を重視し、病院と研究所が連携して高い倫理性に基づく良質な医療と研究を行うこと、老人保健や福祉と連携し、高齢者の生活機能の向上及び、成果を世界に発信し、長寿医療の

普及に向けた教育・研修を行うことを目的としたナショナルセンターである。病院として、回復期病棟・在宅医療支援病棟・地域包括ケア病棟など機能に特化した病棟を有している。

当センターの摂食嚥下サポートを要するケースの特徴として、以下が挙げられる。

当センターは、患者の多くが高齢者であり、認知症を有した方が多いという特徴がある。そのため、嚥下機能の問題のみでなく、先行期の問題を有する患者も多い。食物認知が問題の患者では管理栄養士や栄養サポートチーム（NST）に相談し、見た目や軟らかさに配慮をした食事の提供、家族に好みを伺い希望に近い食事を提供することも多い。

当センターでは、摂食嚥下機能に関わる対応が必要な際は、リハビリテーション科へ依頼があり、リハビリテーション科医師の指示のもと、言語聴覚士が中心となり介入を行っている。言語聴覚士による摂食嚥下機能の評価や、必要に応じてリハビリテーション科医師による嚥下造影検査（VF：videofluoroscopic examination of swallowing）・嚥下内視鏡検査（VE：videoendoscopic examination of swallowing）を行い、食事形態の見直しを行っている（図3-10）。病状の改善や、神経難病患者では病状の進行による食事形態や食事姿勢の変化に伴い、理学療法士・作業療法士と共に食事姿勢も考慮した車いすの見直しや食具の変更を行っている。退院前には食事形態・食事摂取方法の調整、患者及び家族指導を看護師・

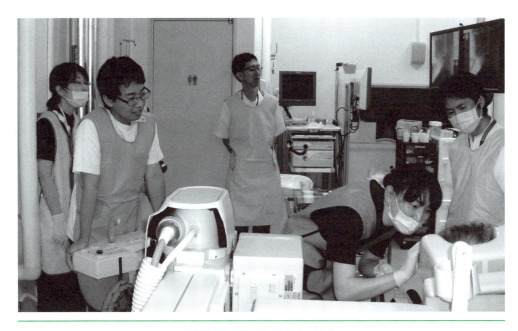

図3-10　嚥下造影検査（VF）

リハビリテーション科医師が位置決めなどを行う。言語聴覚士および認定看護師で食物の取り込み介助。診療放射線技師は撮影室で協力。
参加している各職種は写真左より言語聴覚士、リハビリテーション科医師、リハビリテーション科医師、言語聴覚士、摂食嚥下認定看護師である。

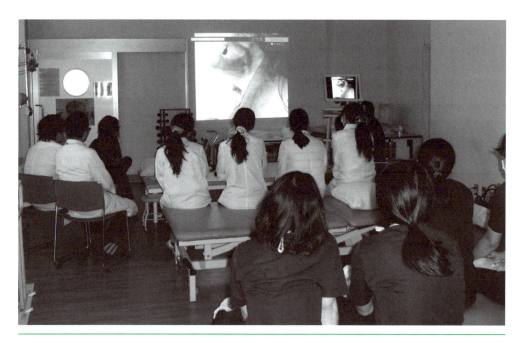

図3-11 嚥下カンファレンス
リハビリテーション科医師がカルテを確認しながら説明。言語聴覚士が訓練状況報告。理学療法士に姿勢調整の相談、管理栄養士に食物の物性や食事の変更について相談を行っている。

管理栄養士と連携しながら行っている。退院前のカンファレンス（図3-11）には、本人、家族、病院側から主治医、看護師、理学療法士・作業療法士・言語聴覚士、医療ソーシャルワーカー、在宅側からケアマネジャー、在宅診療医師、訪問看護師、訪問理学療法士・作業療法士・言語聴覚士、通所介護事業所責任者、通所リハビリテーション事業所責任者、福祉用具貸与事業者など、患者に関わる職種の多くが参加している。

以下、いくつかの論点について、当センターにおける摂食嚥下サポートがどのように行われているかを紹介する。また、サポートチーム構築の視点での課題について、ナショナルセンターという施設のもつ強みと制約を踏まえて考察し、より地域医療における取り組みにも触れてみたい。

❸ 言語聴覚士としての多職種連携や情報共有

まず、当センターにおける言語聴覚士としての多職種連携や情報共有について述べる。摂食嚥下機能のリハビリテーション依頼を受けたのち、摂食嚥下機能の初期評価を実施する。介入初期から歯科医師及び歯科衛生士と連携して患者の口腔内の状態にあった口腔ケアや、VF・VEによる詳細な摂食嚥下機能評価が必要だと考えられた場合には、主治医・

リハビリテーション科医師に報告及び相談を行い、訓練状況を踏まえてリハビリテーション科医師と連携してVF・VEを実施する。検査結果から看護師に摂食訓練について、姿勢・一口量・とろみの濃度などの情報共有を行う。管理栄養士に、患者の嗜好や食事摂取状況を踏まえ、食事内容や食事形態について相談する。また、栄養指導の前に摂食嚥下機能の報告を行い、嚥下調整食の家族説明を依頼する。退院時には、本人・家族・施設スタッフにも摂食嚥下状況を報告し、注意点の説明を行っている。

また、当センターにおける摂食嚥下サポートは、NSTのみでなく、認知症状が重度のために経口での栄養確保が困難な事例も多く、緩和ケア（EOL：End of Life Care）チームとの連携も大切にしている。緩和ケアチームメンバーにより、本人や家族の情報を受け、希望に沿った食事の提供や医師や薬剤師による薬剤コントロールの情報に合わせて、リハビリテーションプログラムを検討している。

緩和ケアチームは一般的にPCTチーム（Palliative Care Team）とされていることが多いが、当センターでは人生の最終段階における支援として、がんに加えて非がんも対象としており、高齢者の意思決定能力の低下や虚弱も対象となっているため、EOLチームと呼ばれている。

❹ サポートチーム構築の視点での課題

当センターは、各科専門医、特定看護師、認定看護師のほか、各分野の専門職が在籍しているため、詳細な情報を受けやすく、患者に対して各職種からの専門的なアプローチが提供できる環境である。一方で、関わっている専門職が多い分、カンファレンスなどにおいて、全職種の担当者が一堂に会することが困難という問題もあわせ持っている。

病院によっては、摂食嚥下リハビリテーションで重要といえる歯科が設置されていない、言語聴覚士が不在または人数が少ないなど、専門職が揃っていない可能性があり、病院ごとにできうる限りの環境を作る必要がある。

❺ 地域医療における取り組み

近年、言語聴覚士の訪問リハビリテーションが増えてきている。訪問診療医師や訪問看護、ケアマネジャーと病状変化についてきめ細かく連絡を取り合うことや、各サービス事業所担当者と情報交換を密に行い、食事形態や液体の粘度、介助方法や代償方法など共通した認識と統一された対応が重要である。情報提供の方法として、家族や各施設の特徴を把握して実行可能で安全な方法を考えながら総合的に在宅生活をサポートすることも重要である。

また、地域における対応として、摂食嚥下障害の予防、摂食嚥下障害の早期発見、リハビリテーションの指導、在宅療養患者の機能維持及び管理や、一般高齢者において摂食嚥下障害の予防のための啓蒙活動も大切である[14,19]。

(小島　香)

4　佐久総合病院におけるテクノエイド支援チーム

　この支援チームの活動は、診療報酬などで定められたものではなく、長野県厚生連佐久総合病院（以下、佐久総合病院）が独自に始めたものである。

1　経　緯

　佐久総合病院は1944年に開院し、「農民とともに」の理念のもとに、予防、救急、急性期医療からリハビリテーション医療、施設や在宅での介護まで、佐久市と南佐久郡を主な診療圏として農村医療・地域医療に取り組んでいる。

　2014年3月に新たに佐久総合病院佐久医療センター（450床、高度急性期医療中心）を開院し、本院（351床、一般・回復期リハ・精神神経科・人間ドック病床）、小海分院（99床、一般・療養病床）の3病院と、1診療所、2老健施設、5訪問看護ステーション他の事業体制となった。この過程で、高度救命救急から介護施設・在宅介護に至る全ての場面で、当事者・介助者の双方にとって安全で質の高いケアを実現するために、**テクノエイド**を導入する課題が浮上し、支援体制を確立、新設の佐久医療センターでは各病棟に天井走行式リフトレールを設置することになった。そのための組織として、2012年10月に多職種・多部門が参加するテクノエイド委員会を立ち上げ、2013年5月にはテクノエイド支援準備室を設置し、2014年3月にはテクノエイド支援室を正式に開設した。

2　目　標

　佐久総合病院テクノエイド支援チームのミッション・目標と課題を以下に示す。

テクノエイド…テクノエイド（Techno-Aid）はテクニカル・エイド（Technical Aids）からできた和製英語である。日本語では福祉用具、福祉機器などのことで、車いすやベッド、看護・介護で用いる機器・用具のほか、補装具や福祉車両、住宅改修技術、さらには眼鏡、リモコンなども含む広い概念である。近年はAssistive Technology（AT）という言い方がされるようになっている。

▶なんのため、誰のためのテクノエイド支援チームか？
- 当事者、障害者の安全を確保し、生活機能を拡大する
- 看護師、ケアワーカーをはじめ、ケア業務に携わる者の安全を確保する

▶なにを目標とするか？
- 地域で使われるテクニカル・エイドの水準を上げる
- 佐久総合病院事業所内で使われるテクニカル・エイドの水準を上げる

▶活動内容（4つの課題）
①機器の選定・導入・管理
②研修・啓発
③現場支援：個別支援、褥瘡対策委員会との連携・協働、テクノエイド回診
④委員会・支援室の運営

❸ 組　織

テクノエイド支援チームは、以下の3つの組織で運営されている。当初は、病院全体で一つの会議体であったが、1年後に新たに二つの会議体が設けられた。

▶テクノエイド委員会

全病棟、施設から1名以上任命した。委員会は毎月開催し①コア会議からの報告・意見交換、②各委員・職場からの報告・意見交換、③事例検討、④グループワーク、⑤その他を議題とした。

▶コア会議

医師（副診療部長、リハビリテーション科部長を含む）、看護師（副看護部長2名、病棟師長を含む）、理学療法士・作業療法士（主任を含む）、ケアマネジャー（課長）などを任命した。会議を毎月開催。議題は①機器選定・検討、②研修計画の立案、③視察・派遣研修の検討・決裁、④院内広報誌の執筆分担、⑤委員会の企画・検討など。

▶テクノエイド支援室

室長（理学療法士や医師、兼務）、事務職（専任）、理学療法士・作業療法士（兼任）。

❹ 達　成

佐久総合病院でのテクノエイド導入の取り組みの特徴として以下4点が挙げられる。

①事業計画の議論の中で病院管理者の責任で設置され、ミッションと課題を明らかにした。

②多職種の管理職と現場スタッフで構成される強力なコア会議と、全職場からの委員に

よる全体会議を毎月開催し、組織運営に特別の努力を注いだ。
③「4つの課題」（機器の選定・導入・管理、研修・啓発、現場支援、委員会・支援室の運営）を明確にし、たえず立ち返って活動してきた。
④リーダー養成と現場への普及啓発の両面で内外での研修に力を入れ、テクノエイド支援室を現実的なやり方（室長、専任・半専任スタッフを配置）で設置した。

⑤ 課　題

今後の課題としては、次の4点が考えられる。

①ケアのイノベーションを支援する：急性期医療から地域包括ケアまで

　急性期医療でもテクノエイドのニーズは多く潜在している。ニーズ把握・機器選定・導入支援・技術研修に多職種協働で取り組むことが有効である。

　地域と職場全体をカバーするため、回診への地域各事業所からの参加、福祉用具研修会の共同開催、地域での福祉機器展への参加などを計画している。

②多職種が参加する支援室・委員会運営とリーダー養成

　多職種協働の一分野であり、病院の管理運営と連結しながら質の高い仕事を促進する運営・リーダーシップが求められる。

③他部門・委員会・事業所との協働

　課題別医療チーム（褥瘡、栄養・摂食嚥下、認知症、緩和ケアなど）や、「地域包括ケア」における多職種協働が注目されているが、テクノエイドもこれら全てと関連する。さらに機器の開発・販売・レンタル事業者との協働も課題となる。

④資源・資金、機器導入の効果・効率性の評価

（藤井博之）

引用文献

1) 厚生労働省：2015年医療施設（動態）調査・病院報告：従事者数、病院の種類・職種別．厚生労働省（Online），〈http://www.mhlw.go.jp/toukei/saikin/hw/iryosd/15/〉,（accessed, 2017-6-7）．
2) チーム医療推進協議会：チーム医療とは．チーム医療推進協議会（Online），〈https://www.team-med.jp/specialists〉,（accessed, 2017-6-7）．
3) 厚生労働省：中央社会保険医療協議会総会（第318回）議事次第；入院医療（その7）について．厚生労働省（Online），〈http://www.mhlw.go.jp/file/05-Shingikai-12404000-Hokenkyoku-Iryouka/0000106597.pdf〉,（accessed, 2017-7-13）．
4) 厚生労働省：中央社会保険医療協議会総会（第239回）議事次第；入院医療について（その1）．厚生労働省（Online），〈http://www.mhlw.go.jp/file.jsp?id=146636&name=2r9852000002wkfj_2.pdf〉,（accessed, 2017-7-13）．
5) 菊池和則：多職種チームの3つのモデル；チーム研究のための基本概念整理．社会福祉学 39:273-290, 1999.

6) 篠田道子：多職種連携を高めるチームマネジメントの知識とスキル．医学書院，2011，p18．
7) 前掲6）．p18-19．
8) 前掲6）．pp20-21．
9) 厚生労働省老健局老人保健課：在宅医療・介護連携事業について；平成27年度第3回都道府県在宅医療・介護連携担当者・アドバイザー合同会議資料．厚生労働省(Online)，〈http://www.mhlw.go.jp/file/05-Shingikai-12301000-Roukenkyoku-Soumuka/0000077428.pdf〉，(accessed，2017-6-7)．
10) 野中猛：多職種連携の技術．中央法規出版，2014，p12．
11) 前掲10），p53．
12) 前掲6），pp101-103．
13) Sasou K, Reason J：Team errors；definition and taxonomy. Reliability Engineering & System Safety 65：1-9, 1999.
14) 才藤栄一，向井美惠(監修)：摂食・嚥下リハビリテーション　第2版．医歯薬出版，2007，pp7-8，p13，p399．
15) Crary M, Groher M(藤島一郎・訳)：嚥下障害入門．医歯薬出版，2007，pp10-13，pp19-44．
16) 藤島一郎，北條京子，他：新版　ナースのための摂食・嚥下障害ガイドブック．中央法規出版，2013，pp250-255．
17) 藤谷順子：病院内の症例の病態と環境に応じたチームアプローチ．臨床リハ 19：823-829，2010．
18) 才藤栄一：リハビリテーション医学・医療総論．日摂食嚥下リハ会誌 5：105-112，2001．
19) 金子芳洋，千野直一(監修)：摂食・嚥下リハビリテーション．医歯薬出版，1998，p247．

第4章

地域ケアでの連携教育・学習

本章のポイント

- 地域包括ケアが提唱され、そこでは異なる事業体、職種、立場の人々が学びの集団を形成することが期待されている。
- 地域で事業所間連携を進めるには、コミュニケーションや利害の調整など事業所内連携とは異なる課題がある。
- 地域ケアの連携構築に挑戦するIPEの実例を、長野県佐久市、新潟県南魚沼市、岐阜県揖斐川町、埼玉県幸手市、三重県松阪・多気地区、山梨県、高知県から紹介する。

1 地域包括ケアと協働

　時代の流れは地域包括ケアシステムを各地域で展開する流れになっている。国が強力に推進しており、2018年度から基礎市町村単位で地域包括ケアシステム構築のための各種事業に取り組まなければならない。図4-1で示される概念図が更新されて、この基盤には「本人の意向」が最も優先されるべきものであるとされた[1]。

　また狭義の意味合いでは高齢者をいかに支えるか、医療と介護の連携のことが中心課題と捉えられがちであるが、今後の進む方向は地域に住む全ての人々、たとえば小児であったり、障害を持った方々をまるごと支えていくようなシステム「地域まるごとケア」を目指していくものとなろう。

　地域医療の定義には色々あるが、地域医療振興協会によると「医療人、住民と行政が三位一体になって、担当する地域の限られた医療資源を最大限有効に活用し、継続的に包括的な医療を展開するプロセス」となる[2]。つまり専門職である医療人だけでなく住民、そして行政との協働が欠かせない。こうした意味では自治体の首長の深い理解とリーダーシップは不可欠のものとなっている。

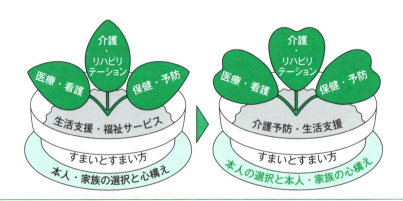

図4-1　地域包括ケアシステムと地域マネジメント[1]

地域マネジメントとは[1]…地域の実態把握・課題分析を通じて、地域における共通の目標を設定し、関係者間で共有するとともに、その達成に向けた具体的な計画を作成・実行し、評価と計画の見直しを繰り返し行うことで、目標達成に向けた活動を継続的に改善する取り組み。「どのような地域社会を作りたいのか」という理念と、その進捗を評価できるような具体的な「目標と指標の設定」(数量的に評価しうる具体的な目標の設定と共有)が重要。

1 地域アイデンティティ、地元愛

　地域に暮らす住民や専門職にとって一番大事なことは、この地域がどういう地域なのかをよく知ることであり、それが出発点である。自分たちの課題がどこにあるのかを可能な限り早い段階から知ってもらう。そうすることで向いている方向性が徐々に一緒になっていくであろうし、協働の目標であるアウトカムの改善（例：ケアの質の改善・地域全体の指標の改善など）を理解することができていく。現場では地域包括ケアを提供する上でのさまざまな課題があり、そのギャップを住民や関係者と共に知ることはかなり緊張を強いるかもしれない。このプロセスは避けて通れない。

2 ヘルスケアシステムサイエンスの重要性

　医療や介護などのサービスの提供は、その内容や量や流れにおいて複雑になってきている。短い期間での場所の移動、細分化、複雑化は加速している。一方でこうした保健・医療・福祉分野の養成校での教育は従来のままであることが多く、教育の現場とケアの現場の乖離が進んでいる。当然それに伴い、連携を学ぶ機会が限られたものになっている。こうした教育におけるギャップの是正をできるだけ早く修正するように勧告している[3]。

　医学部の教育改革の柱として、こうしたケアの流れや質の改善などについてきちんと医学生に教える必要が高まっていて、学問体系としていわば第三の科学または医学（基礎医学・臨床医学に次ぐ）としてヘルスケアシステムサイエンスを独立させてカリキュラムに組み込む改革が米国では始まっている[4]。こうした考えを我が国の現場に応用すると、従来の大学病院を中心とした教育の場から、退院した後の患者の動線に沿って医学教育を組み立てていくことになる。療養型病院や回復期病棟、在宅医療、施設でのケアなどをしっかりと見せていく、経験する形になる。当然そうした場で働く専門職は多彩であり、多様な業務を見ることになる。特定の学生だけ経験するのではなく、全員の学生がこうした場を実際に体験することで将来の連携においても、同じ場面を想像する力が備わってくる可能性が高い。よりスムーズな連携が期待できると思われる。

　現職の連携教育においてもこうした考えは応用できる。たとえば、急性期病棟勤務と訪問看護ステーション勤務では、同じ看護師という職種でもしばしば対立の構図になることがある。もし相互の現場を共有するような研修ができれば、お互いの業務への理解が進むかもしれない。

3 地域の中での学びの集団をどうするのか？

　地域に密着した集団で、できれば学生を含めた学習者の集団をどう支援していくかがこれからの地域包括ケア時代の鍵である。従来の養成校、実習先といった関係性ではなく、地域の中に学びの学校、いわばcommunity of practiceあるいは学びのコミュニティをつくり、維持・発展させていくかが鍵となる[3]。その舵取りを誰が行うのか、コーディネーター役をどうするのか、これまでに想定していない段階へ突入していきつつあるともいえる。実践しながら修正をかけつつ進んでいくのが良さそうである。

（吉村　学）

2 多職種・多事業所間のチームワーク

1 事業所構成と職種構成

　全てを網羅できるかは保証できないが、一般的な事業として医療機関、介護保険関連事業所、その他の民間の事業所を表4-1に示す。
　それぞれの規模に応じて所属する専門職種の数、バリエーションは変わってくる。

❶ 事業所内連携

　一般的に構成メンバーの数が少ないほど、その内部のコミュニケーションや連携は密であるといえる。一方、大規模な事業所ではその逆かもしれない。このハンディを乗り越えるためにさまざまなICT（Information and Communication Technology）を活用するところも多い。
　また事業所のトップ、責任者の職種によっても力関係に影響を及ぼしているかもしれない。たとえば訪問看護ステーションの所長が看護師で、部下にセラピストがいる場合などである。こうした職種以外の要素も考慮して連携を考える必要がある。

❷ 事業所間連携

　この場合には、一般的に緊張関係があると考えた方がよい。誰が外部とのコミュニケー

表4-1　医療保険、介護保険に関連した事業所

医療機関	介護保険関連事業所	その他、民間
診療所（無床・有床） 病院（二次・高次機能） 調剤薬局	通所施設 短期入所施設 介護老人保健施設 特別養護老人ホーム グループホーム	鍼灸 整体・柔道整復

ションを主に担当しているのか、法人が同じなのか別なのか、競合相手であるのかどうか、距離的なものはどうかなど、種々の要素が絡んでくる。また日頃から患者・利用者のやりとりはあるのかも大きな影響を及ぼす。

ただ個別の事例に対応する場合には、事業所を代表する形というよりは一人のチーム構成員として機能する場合が普通なので、さほどの緊張関係はないかもしれない。事業所によってそれぞれの理念などを確認しておくことも有用である。共感できるものであれば問題ないが、疑問を感じる時は一歩踏み込んでやりとりが必要な時である。

地域包括ケア時代で重要なことは、これまでの個々の事例対応と自分たちの事業所の成果をもってよしとする時代ではなく、地域内にある事業所や住民、行政とも力を合わせて「共同体」としてのゴールを見据える必要があることだ。こうした今までにない、ややもすると相反する価値観を持ちながらお互いを高め合っていく姿勢が求められているのかもしれない。

2 協働の課題

ある患者・利用者に関わる全ての人々を含む集団をチームとすると、その構成員が多くなればなるほど、チームワーク形成には時間を要する。モデル事例を図4-2として示す。

たとえば図4-2のような状況で在宅ケアの事例に5つの事業所が関わっていたとしよう。介護保険のもとでケアプランをケアマネジャーが立案して各事業所から関わる専門職が提供され、定期的に担当者会議などを行い、お互いに情報交換を行う。こうした状況の中でよく見られる協働の課題は以下の通りである。

▶**お互いの手の内、能力がよくわからない**
　これはチーム編成の初期に見られる現象である。ケアが提供されていくうちに徐々にお互いの内容や質について判断することができる。

▶**事業所間のコミュニケーションが粗雑になる**
　個々のメンバーのやりとりはあるものの、その内容や情報交換の頻度が少ない時にみられる。全体の取りまとめ役として通常ケアマネジャーがこうした調整を行うが、その能力や対応に問題がある時が多い。

▶**利害関係の対立**
　同一法人内でない時にしばしば見られることである。競合相手であったり、コスト面での利害の対立があると協働の調整は厳しくなる。そうした場合には原点に立ち戻り、率直な意見交換が有用かもしれない。

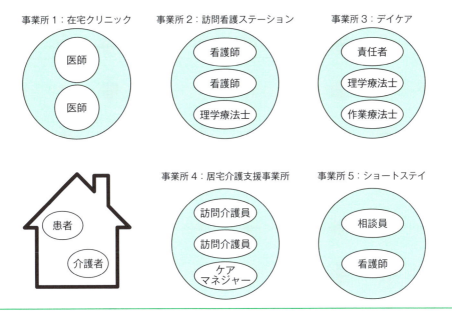

図4-2 モデル事例、在宅ケアに関わる5つの事業所

　以上述べたような種々の困難な状況はあるものの、患者中心に考えてお互いの役割や専門性を尊重しながら、患者にとって最大限の恩恵が受けられるようにベストを尽くすべきであろう。困難事例、複雑な事例がこれからの時代増えていくと思われるので、こうした局面に対する心構えを早い段階から涵養していく教育も必要である。

(吉村　学)

3 地域でIPEを進める組織づくりとその運営

1 地域ケアネットワーク佐久（SCCNet）

❶ 立ち上げ期

　長野県佐久市は2009年当時で人口約10万人、高齢化率25.2％の地方都市で、すでに20年以上前から在宅医療が地域で取り組まれていた。介護保険施行後は訪問看護やケアマネジャーとの関わりも大きくなっていたが、法人やグループを越えての医療と介護の連携はまだまだ進まず、医療機関との連携は依然として敷居が高いと感じることも多く、介護職や行政関係者など専門職種間のネットワークは緒についたばかりであった。

　そのような中、地域ケアネットワーク佐久（SCCNet：Saku Community Care Network）は、佐久地域における医療と介護の多職種連携が進むことを目指して、2009年4月から佐久医師会内での立ち上げの準備を始めた。立ち上げにあたっては佐久総合病院地域ケア科の北澤彰浩医師と筆者で医師会長や理事に説明を行い、医師会の協力と理解を得て、同年8月に佐久医師会の研究会として設立された。

　設立にあたっては、佐久医師会から歯科医師会、薬剤師会、介護保険事業者連絡協議会、居宅介護支援事業者連絡協議会、訪問看護ステーション連絡協議会、栄養士会、社会福祉士会、佐久市役所など地域の主要団体に地域ケアネットワーク佐久（SCCNet）設立の趣旨説明を行って協力をお願いし、2009年10月より2か月ごとに多職種参加型の勉強会を開始した。

❷ スタート期

　多職種参加型の勉強会は、訪問薬剤指導、訪問看護と介護との連携、多職種での情報共有に関する事例検討、介護現場からの救急搬送、地域支援事業など、在宅医療や介護の現場で起きている課題をテーマとして選び、偶数月第4火曜日19時〜20時半と定例化して開催した。勉強会の構成は、最初の40分程度を話題提供にあて、その後は多職種の小グループでのディスカッション、全体発表と質疑応答とし、できるだけ多職種の意見が聞けて、

発言ができる場づくりを目指した。

　毎回40〜60名程度の参加があり、5〜10名の医師に加えて、訪問看護とケアマネジャーと薬剤師が多数を占め、病院看護師やソーシャルワーカー、地域包括支援センターや行政担当職員など佐久地域の多職種が参加する勉強会に育っていった。訪問看護やケアマネジャーからは、普段の業務において「気軽に相談できるようになった」とか「お互いのことが良く分かるようになった」という意見を伺う機会も増え、少しずつ顔の見える多職種連携が進み始めた。

❸ 休止期

　多職種参加型の勉強会を開催するにあたり、立ち上げ期から事務局として関わっていた筆者は、テーマの選定、研究会の目指す方向性に常に悩んでいた。医師会の在宅医療に関わる医師の意向、協力していただいている参加団体の意向を踏まえながら、地域ケアネットワーク佐久（SCCNet）をどう運営していくかは当時の筆者にとって非常に難しい仕事であった。中でも一番大きな問題となってきたことは、勉強会を続けることによって、地域の「ネットワークづくり」や「課題抽出」はできても、「課題解決」までは難しいことであった。勉強会を継続的に運営するにあたっての調整や事務業務の負担、課題解決まで進める組織づくりの困難さなどもあり、地域ケアネットワーク佐久（SCCNet）は2011年4月から1年間の休止期に入った。

❹ 再スタート期

　2012年3月に各団体の代表者が集まり、再スタートに向けて話し合いを行った。継続的な開催に向けて多職種の有志での複数名事務局体制をとること、年度ごとにテーマを決めて勉強会を開催していくこと、多職種が集まりつながる場を目指すことが確認された。

　多職種の事務局体制としては、筆者に加えて在宅医療を担っている開業医師、調剤薬局薬剤師、弁護士の4名でスタートし、チームで勉強会企画の立案を悩み続けながら、なんとか頓挫することなく進めることができるようになった。2015年度からは調剤薬局の薬剤師、社会福祉協議会のソーシャルワーカーが加わり、6名で事務局体制をとっている。

　勉強会の企画にあたっては、テーマを決めることで焦点を絞ることができ、2012年度から2年間は「看取り」、2014年度から2年間は「認知症」、2016年度は「医療×介護」をテーマに勉強会を開催し、年末には懇親会、年度末には特別講師を招聘した勉強会を開催するという流れができた。

　また、2013年度から佐久市では在宅医療連携拠点事業が始まり、その一環で地域の医療

と介護に関わる課題解決を進める場として、佐久市医療介護連携推進協議会が設置された。地域ケアネットワーク佐久（SCCNet）として開催する勉強会では、多職種の顔の見える関係づくりを進め、その中で出てきた重要課題については佐久市医療介護連携推進協議会に提出する枠組みができた。

5 まとめ

筆者の経験からは、多職種連携のネットワーク構築にあたっては、立ち上げ期の突破力がまずは必要であるが、その後の継続性にはいかに多職種チームの事務局を機能させていくかがポイントになると考える。大変ではあるが、成長と頓挫の時期を繰り返すことで、多職種連携のネットワークが強固に構築されていくのだと思う。

（小松裕和）

2 「地域医療魚沼学校」によるIPEで医療を育てる

はじめに

筆者が院長を勤める診療所は、スキー場に囲まれた新潟県魚沼市にある。この地域は豪雪地帯であり、高齢過疎地域であると共に、人口あたり医師数が全国平均の半分しかいない医師不足の地域でもある。

豪雪地であるため定期往診する在宅医療は地域に必須であったし、病人が出たら村の仲間が交代でそりを引いたり、独居となった老人宅へは近所が見守りや食事を届けたりする、村ぐるみ（地域包括）の支え合いの仕組み（ケアシステム）が昔から文化として定着していた。

その地域でも医療資源不足と医療の高度化に対応するために大規模な病院再編が計画された。我々は地区医師会を中心に議論する中で、医療再編は建物（ハード）の整備のみではうまくいかない、むしろ医療人材を育て、医療を受ける住民を育てるソフト事業こそが重要であると考え、学びの場・学校を作ろうと、2011年4月からIPEの専門学校ともいうべき「地域医療魚沼学校」（以下、「学校」）を開校したのでその取り組みを紹介する（図4-3）。

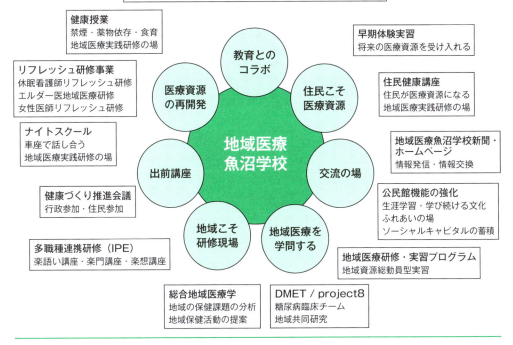

図4-3　地域医療魚沼学校

❷ 地域医療研修の受け入れ

　この地域では医師不足であるゆえに一人の医師が何でも診る総合医として地域を診ている。当然保健行政・介護福祉の現場との連携は必須であり密である。それ故、診療所研修で地域医療の全体像を体験できると考え、2004年の新医師臨床研修制度の開始前から東京医療センターの初期研修医の地域医療研修を受け入れ、さらに2010年度からは東京慈恵会医科大学の初期研修医や、新潟大学の医学生の地域医療実習も地域全体で受け入れ、多職種協働で研修協力・指導をしている[5]。「学校」開校後は学校職員である研修コーディネーターが研修プログラムの作成・管理を行い、年間20〜30名の研修医を1か月ずつ受け入れており、「学校」の主要事業となっている。

❸ 住民こそ医療資源

　魚沼地域は二次医療圏別医療費分析で、一人あたり市町村国保費用が全国で最も安いと報告されている（2014年度年齢補正後）。これはかかりつけ医システムが機能し過剰診療が少ない結果と思われる。しかし医療再編によって大規模病院に患者が集中するなど受診動

向の変化も心配される中、少ない医療資源・医療財源を守るには、地域の住民が正しい医療の使い方を学び続ける必要があると考えた。そこで小・中・高校などでの講義「クラスインスクール」（年15～20回）、町内会や老人クラブ、商工会などの地域コミュニティの場で、学生・研修医も含めた専門多職種が講師となり、健康づくり・医療の仕組み・地域包括ケアなどについて学ぶ場「オープンスクール」「ナイトスクール」を開講している（年20～30回）。

4 専門多職種が学ぶ

地域医療は多職種協働（IPC・IPW）で支えられているが、共に学ぶこと（IPE）によって意識・価値観の共有ができ、真の協働ができる。

そのIPEプログラムとして「楽語い」「楽門」「楽想」の3つのコースを開催した。

「楽語い」は「語彙の垣根を越える」の意味で、病院の専門職が「検査値を読もう」「褥瘡の見方」「口腔ケアとは」などについて解説し、地域の専門職からは「社会福祉協議会の役目」「ケアマネジャーの発想」「包括支援センターの仕事」など、年20講座が開かれる。

「楽門」はIPC（IPW）プログラムであり、病棟看護師が診療所の往診やケアマネジャー訪問に同行したり、ケアマネジャーや調剤薬局の薬剤師が病院の総回診に参加する「オープンラウンド」を行ったりしている。

「楽想」は想いの垣根を取り払うために多職種合同のグループワークを中心に、3～4か月間にわたり一つのテーマを掘り下げるゼミナール形式で、地域医療学校の大学院として開講している。これまで「人工的水分栄養補給についての生命倫理学」「地域包括ケア講座」「ソーシャルキャピタルと高齢社会対策」などを開催し、地域の保健・医療・福祉のリーダー育成を目指している[6]。

5 おわりに

「地域医療魚沼学校」は開校後6年となり「学校」プログラムへの参加者は年間3,000～4,500名と多数になっている。連携教育のアウトカム評価は難しいが、我々が成果と感じていることがいくつかある。たとえば禁煙教育を受けた中学生が昨年初めて成人式を迎えた。その際のアンケート調査で禁煙授業を受けていなかった学年に比べ20歳での喫煙率が大きく減っていた。また、夜間・休日救急外来の受診者数が減ったり、救急車の軽症利用が減ったことなども住民が学んだ成果であると思われる。不必要な胃ろう造設の減少や、地域の糖尿病対策における多職種連携により、地域の糖尿病患者のコントロール状況が大きく改善した[7]こともIPE・IPC（IPW）の成果と考えられる。

高齢過疎・豪雪地域で乏しい医療資源の中での地域医療・地域包括ケアは、官民一体、住民と専門職が協働で作り上げていくしかない。システムがうまく機能するためには、参加・利用する人たちの目標意識が共有されていなければならない。共に学ぶIPEは必須であり、我々の「学校」は地域包括ケアの基盤となると考えている。

（上村伯人）

3 岐阜県におけるごちゃまぜIPE

　岐阜県揖斐川町にある地域医療振興協会の揖斐郡北西部地域医療センターで始まった「ごちゃまぜIPE」について、その始まりから活動、組織づくり、運営について紹介する。

1 はじまり

　この活動は、一人の高齢者のケアの場面の振り返りから始まった[8]。90代の女性で老衰となりながらも在宅医療、訪問リハビリテーションを受けていたがその度に喀たんが増えてしまい、その都度喀たん吸引をする必要があった。当時センター長であり、訪問診療も担当していた筆者は研修医を同行させて理学療法士Kさんと共にケアにあたるように指示した。幸い大きなトラブルなく、穏やかな在宅ケアの日々を過ごされて看取りもすることができた。理学療法士Kさんとこの事例について振り返りをした時に、学生時代に医学生や研修医と一緒に実習をすることがなく、連携の実際を学ばないまま社会へ出ていることに疑問を呈した。私もその通りであると考えて、国内外の卒前教育でこうした連携教育についてどの程度なされているのかを調べると共に、初めてIPEという言葉に出会った。それからいくつか文献を読み漁った。多くの報告は大学ベースで行われており、地域ベースでの展開はまだ少ないことがわかってきた。そして「それなら自分たちのフィールドでたまたま来ている多職種の学生らを混ぜてやれば面白いのではないか」と考えて、理学療法士Kさんと相談してこの試みを始めることにした。

2 トライアル

　医学部、看護学科、理学療法学科、介護福祉士学科の学生がたまたま揃っている時期を選んで、実習の時間が終わる夕方より1時間半程度を当てて実施した。多職種学生4～5人を1チームとして、実際の事例を提示してどのようにアセスメントするか、プランをどうするかをグループワークで取り組んでもらった。現職のスタッフはオブザーバー参加。仕

切り役は筆者と理学療法士Kさんで行った。初めてにしては概ねよい反応があった。しかし、それぞれの学生指導担当の先生方への根回し不足があり、クレームがついた。参加した学生さんたちのサポートもあってなんとか2回目以降へ継続することが可能になった。この反省から、ごちゃまぜIPEを進めていくコアメンバーからなる実行委員会に近い組織を立ち上げた。基本的には有志の集まりで、センター内の公式の組織ではない、いわば「ゲリラ」的な職種横断的な集まりになった。

❸ とにかく継続すること

月に一回、または2か月に一回のペースで会議を開き、ごちゃまぜIPEを開催し続けた。タイミングによっては参加人数が一桁の時もあった。ただ私としては、これはひょっとして大きな流れになるかもしれない、こうした学びを受けた学生たちがやがて社会に出て連携する楽しさや喜び、そしてスキルを身につけて仕事をしていくと変わっていくかもしれないという期待感を感じていた。旗振りにも力が入ってきた。固定したメンバーのみでは疲弊したり、マンネリ化する可能性もあったので積極的に実行委員会への勧誘を行った。職種はこだわらずに、会場へ来ていただいたスタッフや学生さん、そして養成校の教員、行政職員などに声をかけ続けた。徐々にメンバーは増えていった。理学療法士Kさんを中心にしながら、順調に継続することができた。

❹ 成功体験をもとにスピンオフの展開へ

地道な活動を続けることで、問題児の学生さんが劇的に改善したエピソードなどをきっかけにして養成校教員との結びつきが強くなり、養成校の先生方とのつながりが強化された。そこから他の地域の教員との新たな出会い、IPEの勉強会での噂を聞きつけて、地域医師会・介護福祉士会の研修会の企画への協力要請があった[9]。学生向けの教育プログラムを現職、とりわけ医師への教育介入をするといったチャレンジに結びついた。幸い成功を収めることができたことで、医師会との協働作業、そして地域行政関係者とのコラボレーションが強化されていった。地域の抱える課題、在宅医療のこと、認知症ケア、メンタルヘルス、発達障害・特別支援教育などの個々の問題について、ごちゃまぜIPEの手法を駆使しながら参加メンバーを変えながら取り組むことができた。

❺ コアメンバーへの招聘

一旦楽しさを感じたり、手応えを感じた人はその表情を見るとわかるものである。そう

した観察を欠かさずにハンティングを続けている。またオブザーバー参加している人には必ず時間の許す限り、最後の時間帯でコメントを求めるようにしている。その内容にも着目して「この人は」という方には声かけをしている。実際の会の運営には、司会役やファシリテーター、当日までの広報、会場整理、まとめなどがある。本来の業務に支障をきたさない範囲内でやるようにしている。

❻ 教育の連鎖こそ、ごちゃまぜIPEのキーワード

自分の養成校時代にこうした教育を受けたことがない現職の参加者は最初戸惑うが、若い学生さんたちが活き活きとした表情で学んでいる姿を見ると羨望の眼差しを向けると共に、一様に「今後が楽しみ」と吐露される。新旧の世代がお互いに混ざりながらこうした学びの文化を作っていけば面白いと考えている。

（吉村　学）

4 埼玉県幸手市における地域包括ケアと多職種協働を支える取り組み（幸手モデル）

❶ 地域の新しいセーフティネットを張りなおすための資源集約のプロセス

最初に、幸手モデルを事例に、地域包括ケアと多職種協働の実践について①集約、②分散、③個別化の3つのプロセスに分けて解説していきたい。当地域では、これまで医療介護や地域資源集約へ向けて、各分野の専門職団体間の協働を戦略的に行ってきた。

2012年度からは、幸手市と杉戸町を含む埼玉利根二次保健医療圏は、地域医療ICTネットワーク「とねっと」の稼働を開始した。現在、113施設の保健医療機関と2.9万人を越える地域住民がすでにとねっとに加入登録し、24時間365日体制での情報連携を行っている。

2012年度より、在宅医療連携拠点「菜のはな」（北葛北部医師会）、地域包括支援センター及び行政（幸手市、杉戸町）により、地域包括ケア会議が設置された。現在は、埼葛歯科医師会や幸手市薬剤師会、埼玉県栄養士会も参加している。当会議では、2市町内から報告された難渋事例の検討や、地域包括ケアや介護保険による在宅医療介護連携推進協議会や生活支援に関する協議会などについても議論される。

2014年度、埼玉県栄養士会と幸手市は、同年度の厚生労働省地域栄養ケア活動支援整備事業に基づき、糖尿病を含む慢性疾患や老年症候群に精通した地域で活躍できる管理栄養士の育成や地域一体型NSTの設立などを行った。

2015年度、幸手市薬剤師会と北葛北部医師会、埼葛歯科医師会は、埼玉県による糖尿病

早期発見事業に基づき、健康情報拠点としての調剤薬局において、迅速にHbA_{1c}及び尿タンパク定性検査を実施し、潜在する未治療糖尿病患者などを早期発見し、当院を含む医師会医療機関への受診までつなげるための連携システムを構築した。

2015年度より、北葛北部医師会では埼玉県による在宅医療提供体制充実支援事業において、在宅登録医が緊急時に在宅医療患者の受け入れを可能とするバックベッドを医師会所属の3病院輪番制による支え合いにより確保している。以上、地域の医療介護資源集約へ向けた取り組みの一部を紹介した。

これらを具体的な協働や協議を行える関係に発展させるため、2012年度から地域で活動する専門職、行政、そして住民による多職種協働研修会（ケアカフェ幸手）を企画し、月数回の開催を行っている。2市町圏域レベルでのさらに深くしなやかなヒューマンネットワークの形成や、統合的なサービス提供へ向けた協働、さらに、そのための具体的な検討を行うための協議の場として、前述の在宅医療介護連携協議会及び生活支援に関する協議会の具体的な検討の場として位置づけられることになった。この研修会には住民も参加しており、住民の意見を地域の制度設計に反映させる仕組みとして機能している。

さらに2015年度には、「地域まるごと電話相談窓口」を設置した。これは地域の方々が、在宅医療や介護を含むあらゆる制度を超えた相談ができる総合相談窓口である。これまでも行政などには総合相談窓口が設置されていたが、制度や年齢など対象を限定したものであったため、どのような時にどの窓口を利用すればよいのかが非常に不明確な状況であった。「地域まるごと相談電話」は、それぞれの総合相談窓口に横串を刺すような、地域資源の「集約」作業の成果物の一つといえる。

❷ 地域資源を均等に社会へ「分散」させる仕組みづくり

前述の取り組みを通じて、我々は職域を越えた地域資源の緩やかな「集約」を行ってきた。しかし、こうした取り組みが進めば進むほど新たな問題も見えてきた。それは、集約されたはずの多様な地域資源が驚くほど住民に周知されておらず、活用されていないといった問題であった。一方、地域でもこうした「集約」された地域資源が十分に活用されず、相変わらず救急要請が必要な状態まで医療介護との連携が遅れる事例が一向に減らない状況であった。これらの原因の一つとして、集約された地域資源を個人のために活用するためのコーディネート機能が乏しいことが挙げられた。

2012年度から、厚生労働省及び埼玉県による在宅医療連携拠点事業に基づき、地域に根ざした相談と集いの場として「暮らしの保健室」の開設を住民と共に推進している。「暮らしの保健室」は、東京都新宿区の戸山ハイツでケアーズ白十字訪問看護ステーションの秋山正子氏らが最初に始めた取り組みだ。

現在、住民による開設・運営体制が整備され、2市町圏域内には35か所の暮らしの保健室が住民主体で設置されている。ここでは年間約3,000人の多様な健康や生活の課題を抱えた住民が参加している。暮らしの保健室では、必要に応じて適切な支援や専門職による支援に結びつけるために、看護師（コミュニティナース）による定期巡回随時対応による多様なコーディネートが行われている。

　当地域の地域包括ケアシステムの特徴の一つに、「住民が主催する地域ケア会議」がある。2012年度、当院に隣接するUR幸手団地（3021戸）に最初の「健康と暮らし支えあい協議会」が設置された。当協議会は住民が主催し、行政や地域包括支援センター、在宅医療連携拠点、民生委員を含む多様な支援の担い手を招聘し、地域レベルの問題について住民が主催する地域ケア会議で話しあう。

　他方、地域の善意ある「生活の伴走者」たちが一人で問題を抱え込んでしまわないように、「菜のはな」では「みんなのカンファ」を月例開催し、事例ごとの検討を行う活動を続けている。このカンファレンスにより、住民の見守りや生活支援などのコーディネート技術は向上してきている。彼らのおかげで地域にどんな生活課題や健康課題を持った人がいるのかも明確になる。さまざまな情報やスキルを共有して地域の支える力の成長を促していく取り組みといえるだろう。

❸ ケアの「個別化」のための多職種協働

　個人の生活的価値とは何かについて、生活に伴走しながら模索していくことが、ケアの目的と考えている。生活的価値とは不可知なものであることを前提として認め、その複雑で多様な個人の生活や生活的価値を模索しつつ、共にその実現を模索していくことが地域包括ケアにおける生活視点でのケアのあり方ではないだろうか。

　昨今、地域包括ケアに関する議論は、介護保険事業に基づいた在宅医療の推進や医療介護連携のためのマクロなレベルで行われている。現場の専門職の中には、目の前にいる患者の個別的なミクロな課題が山積しているにもかかわらず、制度レベルのマクロな取り組みに終始している現状を前に、自らの役割を明確に見いだすことができずにいる者も少なくない。こうした地域包括ケアにおける多職種協働を地に足のついたものにするにはどうしたらよいだろうか。

　まずは、多職種で事例検討を積み重ねていくことが肝要だろう。制度の利用を前提とせずに、個人の生活的価値を探索しながら、いかに実現を目指していくのかについて、模索する議論の場が必要だろう。当地域では、前述した「みんなのカンファ」や、「住民主体の地域ケア会議」、さらには「ケアカフェ幸手」など、多様な専門職や行政、そして住民が参加しての事例検討が開催されている。

また、個別化のために必要な新たな社会資源の創出や、潜在的なニーズを抽出することを通じ「システム」の改変を継続的に繰り返していくよい循環を構築する必要があるだろう。当地域では前述の「地域包括ケア会議」において、行政や地域包括支援センターと共に、ケアの個別化を実現する際に潜在的な障壁となっている制度や組織の課題を改変していくための議論を定期的に行っている。

(中野智紀)

松阪・多気地区地域リハビリテーション連絡協議会の取り組み

はじめに

　松阪・多気地区地域リハビリテーション連絡協議会は、三重県中南勢地域に位置する二次保健医療圏の保健・医療・福祉機関に勤めているリハビリテーション専門職同士の連携を目的に発足した任意団体である。発足の経緯としては松阪中央総合病院リハビリテーション科部長（当時）であった太田喜久夫医師（現、国際医療福祉大学病院リハビリテーション科部長）が、急性期病院において高次脳機能障害患者の退院後の通院先として多かった、授産施設や通所リハビリテーション事業所、通所介護サービス事業所を県の担当者と共に見学し、そこで働くリハビリテーション専門職同士の連携の必要性を痛感したことを発端としている。現在では会員施設は20を超え（表4-2）、リハビリテーション専門職にとどまらず、他の専門職団体、行政らとの連携強化に向けたIPEを継続的に行う組織となっ

表4-2　松阪・多気地区地域リハビリテーション連絡協議会会員施設（2015年4月時点）

施設	数	備考
急性期病院	4病院	地域包括ケア病棟・訪問リハビリテーションを併設する1病院を含む
回復期リハビリテーション病院	2病院	2病院とも訪問リハビリテーション、通所リハビリテーション併設
訪問リハビリテーション	12事業所	訪問看護ステーションからリハビリテーション専門職による訪問実施、事業所を含む
通所リハビリテーション	15事業所	
通所介護	4事業所	機能訓練指導員にリハビリテーション専門職を配置している
その他	2事業所	

ている。ここでは当連絡協議会における今までの活動を振り返りつつ、組織づくりと運営についてまとめていく。

❷ 松阪・多気地区の概要

　三重県の二次保健医療圏である松阪・多気地区[10]は、松阪市（人口約16.6万人、高齢化率27.3％）、明和町（人口約2.3万人、高齢化率27.9％）、多気町（人口約1.5万人、高齢化率30.7％）、大台町（人口約1.0万人、高齢化率38.9％）、大紀町（人口約0.9万人、高齢化率44.0％）の1市4町からなり、総面積は約1,360 km^{2}で東西に長く山間部の割合も多く占め、いわゆる過疎地区も抱えている。当該地区では急性期機能を担う4病院（うち1病院は地域包括ケア病棟を併設）、回復期リハビリテーション病棟を擁する2病院を中心に、保健・医療・福祉を展開している。しかし、脳卒中や大腿骨頸部骨折の地域連携パスの影響もあり、当該地区の急性期病院から隣接する別の医療圏に属する回復期リハビリテーション病院への転院、そして在宅復帰後には当該地区の介護保険サービスにてフォローアップする必要がある。そのため、リハビリテーションの連携に関しては、医療圏をまたぐことも特徴であると同時に課題ともなっている。

❸ リハビリテーション専門職を束ねて方向づける

　周知の通り、所属先が異なるリハビリテーション専門職の連携にはさまざまな障壁がある。また、他の専門職とリハビリテーション専門職との連携を考える上で、リハビリテーション専門職同士が連携できていることが必要最低条件である。しかし、当該地区においても急性期病院、回復期リハビリテーション病院、生活期を担う介護保険施設・事業所において、リハビリテーション専門職同士がお互いに連携を意識するどころか、お互いの「顔」も良く知らない状態で一方的なリハビリテーションサマリーを提供している状況だった。

　そこで当連絡協議会の活動として、「リハビリテーションの普及・啓発、連携、研修」を掲げ、特に連携に関しては「リハビリテーション専門職を束ねて方向づける」ことを意識した。これは地域、そしてリハビリテーション専門職間の連携におけるファシリテーションの実践そのものであり、当連絡協議会においてIPEを進めることは必須事項であった。

❹ チームの成熟度をみながら段階的にIPEを展開する

　活動初期の段階では、顔の見える連携づくりを積極的に展開するために急性期、回復

期、生活期の所属にかかわらず、リハビリテーション専門職が共通して取り組める内容の研修会を企画・運営した。また、当該地区のリハビリテーションに関する課題について共通認識をもつことができるように、会員向けに実態調査を実施した。急性期や回復期の立場から生活期の現状を知るだけではなく、生活期に関わる者同士がお互いや地域の現状を知り、課題を抽出し共有することにより、顔の見える連携から、一緒に問題解決ができる連携へと進化できることを目指した[11]。

その後、ある程度リハビリテーション専門職同士で連携というものが構築されるのと同時に、他の専門職が参加できるような研修会を企画・運営するようになった。たとえば、モジュール教材[12]を使用して急性期、回復期、生活期のリハビリテーション専門職の他に、ケアマネジャーや訪問看護師、訪問介護士といった職種と共にIPEを実践した。また、地域包括ケアシステムに関するテーマにて講義とグループワークを中心とした研修会を、まず当連絡協議会が主催して他の専門職に集まっていただき、その後は三重県介護支援専門員協会松阪支部の主催で開催し、医師や薬剤師などさらに多くの専門職と共にIPEを展開する研修会へと結びつけることができた。単に専門職同士の連携だけではなく、専門職団体同士の連携、IPEの実践へと展開できたことが大きな成果であると考えている。

❺ 既存の組織・チームをつなぐ、動かす

前述したような専門職団体同士のIPEの実践へと展開できた背景には、当該地域における既存の組織・チームをつなぎ、動かすことも重要だった。たとえば、三重県内で急性期病院と回復期リハビリテーション病院などとの連携を実践している脳卒中地域連携パスを主導する三重脳卒中医療連携研究会[13]、松阪市を中心とした同パスの管理元である南勢地区脳卒中フォーラムといった活動に合わせて、当連絡協議会の活動の歩調を合わせたことで、お互いにとってWin-Winの関係を築くことができたと考える。それにより当該地区においては地域連携パスの必須目標であった急性期、回復期との連携に加え、努力目標であった生活期との連携まで取り組むことができている。

また、医療と介護における連携、IPEを展開する上で松阪市や松阪市介護サービス事業者など連絡協議会、松阪市地域包括ケア推進委員会との協働も非常に効果的であった。前述の地域連携パスを中心に展開するとどうしても医療に偏る傾向があったが、介護を中心としたこのような組織とも足並みを揃えたことで、当連絡協議会が異なる組織・チームをつなぐ役割を担うことができた。

最後に、当連絡協議会の活動を通して、IPEを経験したリハビリテーション専門職が各々の所属先である病院や施設をつなぎ、動かす力を身につけつつあることが、地域や所

属先を超えたIPEの展開を考える上で、強力な後押しとなっていると考える。

(木村圭佑)

6　訪問リハビリテーションと多職種連携

　障害者が地域の中で自立した生活を送るためには、医療機関での回復期リハビリテーションから、在宅での生活期リハビリテーションへのスムーズな接続が求められる。生活期では医療面と介護福祉面双方からの支援が必要であり、加えて多くの職種が専門性を発揮して連携しなければならない。訪問リハビリテーションは当事者の実際の生活の場に伺い、日常生活の自立に必要な方法をサポートしていく。実生活に不安を抱く当事者、家族に対して、解決策を提案し、実施していく大切な役割である。また、訪問リハビリテーションは地域密着型サービスであるため、同じ地域でサービスを提供しているヘルパーステーション、クリニックなどとの連携も大切である。しかし病院と違い、地域での多くの事業者は別組織であるため、職種間の相互理解を深める必要性を感じながら、十分に連携できていない現状がある。

　多職種連携は、いわゆるチームワークである。訪問リハビリテーションにおいては、外来診療や在宅医療を中心とする家庭医がチームリーダーを務めるのが普通である。そのリーダーのもと、サービス担当者会議の場において、訪問言語聴覚士は他種職にコミュニケーション方法や、食事摂取における注意点などを丁寧に伝えていく必要がある。個人技を披露するのではなく、一人の対象者に対してチームの一員として専門的に関わるのである。言葉や食事の問題を抱えた当事者の生活支援を中心に、医師をはじめ、他種職との連携を丁寧に、しかも積極的に図っていく必要がある。

　Aさん(70代男性)は脳梗塞を発症。右片麻痺と失語症が出現した。回復期リハビリテーション病院での集中訓練でADLはほぼ自立、失語は重度に残り、家庭内での意思疎通も困難だった。Aさんは妻と二人暮らしで、自宅退院後、介護サービスとして週2回のデイサービス利用、理学療法士・言語聴覚士の訪問リハビリテーションと訪問看護を週1回ずつ利用することとなった。その後、ケアマネジャーからの情報で、Aさんとデイサービス職員間で十分にコミュニケーションがとれず、互いにストレスを感じているという。多職種が連携するには互いの職種をよく知ることが必然であるが、地域では言語聴覚士について、十分理解されていないことが多い。失語症や構音障害など言語聴覚士が関わる利用者の担当となるのは初めて、というケアマネジャーも少なくない。失語症者の場合、QOLの改善を図る上で、コミュニケーション方法を欠くことはできない。

　ケアマネジャーの提案で訪問理学療法士、訪問看護師、デイサービス職員が言語聴覚士

の訪問リハビリテーション時にAさん宅に集合した。Aさん夫妻の承諾を得た上で、約40分の言語リハビリテーションを見学してもらった。Aさんの失語症状の説明と意思疎通の方法を伝えた。同席した4名から生活に即した質問や意見が出された。そこでAさん夫妻に確認しながら疑問を解消していき、お互い納得できたところで終了とした。その後、Aさんとサービス提供者との意思疎通は改善され、ストレスも減少した。また、サービス提供者同士の連絡ノートを作成し、Aさんを訪問した後、生活支援に役立つ具体的な事柄をそれぞれ記載し残していくことにした。これにより誰でもいつでも確認ができ、連携の中で、お互いこまめに連絡しあえる柔軟な関係が築けるようになった。

　失語症友の会は当事者、家族が定期的に集まり、楽しい時間を共有しながら互いに励ましあい、社会参加などを目指し、情報交換、親睦活動を行う会である。開催日は友の会ごとにまちまちだが、筆者の会は毎月（年間12回）開いている。失語症のグループ訓練に欠かせないのは会話ボランティアである。当事者は会話ボランティアとペアを組み、グループでのさまざまな活動を共に行っていく。ペアの息が合えば、自己紹介やゲームなどをスムーズにこなしていける。会話ボランティアは友の会で随時募集しているが、多職種の者たちが、進んで希望してくれている。施設や訪問先に失語症の利用者がいるので、という理由などから「症状について学びたい」「接し方を知りたい」という積極的な参加である。長年介護職を経験してきた者や、全く関わったことのない初心者もいる。生活期の失語症者に大切なのは"言語訓練"ではなく、"楽しいコミュニケーション"である。それを言語聴覚士より指導された後、ペアを組み失語症者と心地良い時間を過ごす。

　会話ボランティアは介護職の他、医療職や学生、一般主婦など、まさに多職種の連携でなされている。初めは学ぶ思いで参加したが、引き続き会に協力してくれる人も多い。さまざまな人たちが接することで、失語症会員にとってはより有効なコミュニケーション機会を得ることとなる。言語聴覚士としては心理的安らぎや日常生活の充足感にも着目し、ノーマライゼーションの理念に沿った援助につなげていく。こうした連携の中で、失語症理解がより広がり、深まることを期待していきたい。

（平澤哲哉）

7　福祉機器展で得たもの～高知福祉機器展とうえるぱ高知～

　多職種協働で提供されるサービスの質向上のためには、保健・医療・福祉の協働が必須である。対象者の暮らし・生活をより良くしていくためには、目的や課題を共有し、各専門職がそれぞれの役割において対応し目標を達成していくことで結果を出す「チームアプローチ」が必須である。しかし、実際はそれぞれの医療・福祉現場では各専門職が目の前

の業務をこなすことが主となってしまっていることも少なくないと感じる。連携が必要、チームアプローチが必要と理解しながらも現場でどのように教育すればよいのか悩むところである。組織内でのカンファレンス、地域でのサービス担当者会議に参加すれば連携ができるのだろうか。地域活動を続ける中で協働するために必要な力をつけるためには日々の業務だけでなく、広い経験をすることも大事であると実感している。

　2002年から地域で福祉機器展を開催している。発起人は4人、実行委員は17人でスタートし来場者850名だった。イベントを立ち上げたかったわけではなく、必要性を感じての開催であった。高知は交通の便も悪く、そのために情報や流通も良くない。都会で行われる機器展や福祉用具の研修会に参加をする度に介護福祉機器は日々開発・輸入され便利なものが増えているにもかかわらず、高知では取り扱われていない用具も多かった。車いすの選び方のまちがいで二次障害を作っている現状、動けなくなり言葉を失うとコミュニケーションがとれないのは仕方がないと思っている現場。便利な物があることさえ知らない当事者や専門職がまだまだ沢山おり、可能性を広げることができる福祉用具や情報を届けたい、そんな想いから実行委員会を立ち上げ開催した機器展である。機器展の開催をきっかけに、日常的な研修会の開催や、当事者への相談対応などの日々の活動の必要性を感じて、現在では、年間を通して地域での勉強会・公的な研修センターの研修講師などをスタッフそれぞれが担当している。

　現在は高知福祉機器展の実行委員は200名、学生を中心とするボランティアが150名、協力企業は130社を超え、来場者数2000人の規模となっている（図4-4）。15年間の地域でのボランティア活動を振り返って、その効果を考えてみたい。

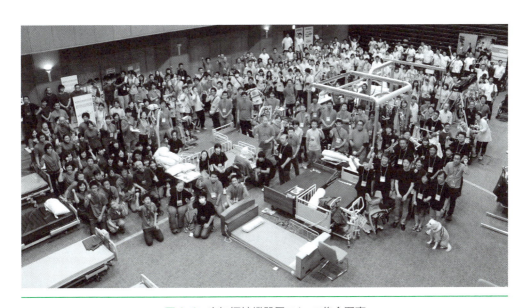

図4-4　高知福祉機器展スタッフ集合写真

高知の福祉機器展の特徴は、企業別に展示をするのではなく、種類別、たとえば「車いす」「自助具」「コミュニケーション」など13のブースにわかれ、専門職がそれぞれを担当し、企業と共に展示相談に対応する形をとっている。これは、専門職や対象者の情報収集やニーズを解決しやすくするための工夫であるが、展示を企業に任せるのではなく、スタッフも展示場内で専門的な対応をする必要があるため、機器展の開催前だけでなく、日々専門分野について学習をするため、スキルアップにつながっている。それが機器展においてだけでなく現場でのスキルとして役に立つことはいうまでもない。そして、毎年どのように展示相談対応をするかを、事務局スタッフを中心に全体で方向性を打ち出し、かつそれぞれのチームでミーティングの機会を設け作り上げていく。機器展を開催する目的を確認し、高知の現状・課題を確認し、その年の機器展の目標を決定してそれぞれのブースが企画をしていく。協働である。職場も地域も職種も異なるスタッフでこの作業を行っていくことで、チームとして結果を出すという協働の経験を積んでいることが大きな教育であり、人材育成の場になっていると感じている。事務局やそれぞれのブースのリーダーは、単に3日間の展示だけでなく、高知県全体の課題を考え、それを解決するためにチームをまとめ行動計画を検討していく。狭い地域においては活動だけを共にするのではなく、地域でケースを通して関わることもあり、このネットワークが日々のケースの課題解決や連携にもつながっている。困難事例では、ネットワークに投げかけ各ブースの専門性を持ったスタッフがアドバイスを行う。そんなつながりが地域に広がってきている。

　連携は、医療・福祉業界の永遠の課題であるが、病院や施設などにおいて決められた書類の作成や報告会のようなカンファレンスなど、組織の中だけの仕事でそれができる人材が育つのだろうか。地域連携どころか組織内部でのチーム力も上がらないのではと感じる。組織の外に出て、地域で活動することで地域の課題が見え、人を知り、視野が広がると感じる。活動を通して、自然に人の生活を見る力や連携する力も付いてくるのでないだろうか。地域の活動が人を育て組織内部での仕事やチームにおける役割を果たす力も上がると感じている。誰もが住みやすいつながりのある地域づくりをするためには、人材育成も組織内部だけで行うのではなく、地域で行っていくべきであり、福祉機器展の大きな役割がこの人材育成になっていることを感じている。

（下元佳子）

引用文献

1) 三菱UFJリサーチ＆コンサルティング：〈地域包括ケア研究会〉地域包括ケアシステムと地域マネジメント（地域包括ケアシステム構築に向けた制度及びサービスのあり方に関する研究事業）．平成27年度厚生労働省老人保健健康増進等事業，2016年．
2) 地域医療振興協会：地域医療振興協会が目指すもの．地域医療振興協会(Online)，〈https://www.jadecom.or.jp/about/〉，(accessed, 2017-6-7)．

3) IOM (Institute of Medicine): Measuring the impact of interprofessional education on collaborative practice and patient outcomes. The National Academies Press, 2015.
4) Skochelak SE, Hawkins R et al.: Health Systems Science. Elsevier Health Sciences, 2016.
5) 上村伯人:地区医師会における「地域保健・医療」研修と在宅医療．日医雑誌 135:1767-1770, 2006.
6) 布施克也, 鈴木孝明, 他:地域医療魚沼学校;病院が地域のIPE学校になる．保健医療福祉連携 6: 46-47, 2013.
7) 上村伯人, 布施克也, 他:魚沼地域における「プロジェクト8」．別冊プラクティス:144-149, 2012.
8) 小林修, 山下政和, 他:地域の診療所・複合施設での取り組み．月刊地域医学 26:329-332, 2012.
9) 吉村学:「ごちゃまぜ」で医療・介護に顔の見える関係を作ろう．週刊医学界新聞第3006号 (Online), 〈http://www.igaku-shoin.co.jp/paperDetail.do?id=PA03006_02〉, (accessed, 2017-6-7).
10) 三重県戦略企画部統計課:みえDATABOX;月別人口調査結果(平成13年10月～平成14年9月)．三重県戦略企画部統計課(Online), 〈http://www.pref.mie.lg.jp/DATABOX/27059003434.htm〉, (accessed, 2017-11-7).
11) 木村圭佑, 大西恵美子:リハビリテーションスタッフの連携(みえ地域ケア研究会:みえ地域ケア体制整備調査研究事業報告書)．三重県(Online), 〈http://www.pref.mie.lg.jp/common/content/000027683.pdf〉, (accessed, 2017-6-7), pp326-332.
12) IPE戦略的大学連携事業広報事務局:QOL向上を目指す専門職間連携教育用モジュール中心型カリキュラムの共同開発と実践;平成21年度 文部科学省戦略的大学連携支援採択事業．IPE戦略的大学連携事業広報事務局(Online), 〈http://www.ipe.nuhw.ac.jp/〉, (accessed, 2017-6-7).
13) 三重脳卒中医療連携研究会:ホームページ．三重脳卒中医療連携研究会(Online), 〈http://rehab.o.oo7.jp/miecva/index.html〉, (accessed, 2017-6-7).

第5章

被災地医療支援や国際保健活動における連携教育・学習

本章のポイント
- 被災地医療支援と開発途上国での国際保健活動には、地域全体が支援を必要とする、社会資源に制約があるなどの共通点がある。また、緊急医療支援と生活期支援は区別されるが、後者にも早期から取り組む必要がある。
- こうした地域でのIPEは、支援者・支援組織が被災者・被災地から学ぶ活動が柱となる。宮城県石巻市、岩手県気仙沼市での実践例、病院の国際保健委員会、国際保健NGOの活動例を紹介する。

1 被災地医療支援と国際保健活動

1 共通性と異なる点

　本章では、我が国でたび重なる災害での被災地への医療支援と、開発途上国での国際保健活動を取り上げる。初めに、この両者を併せて扱う意味について触れたい。

　両者は、一見すると異なる領域ともいえるが、実際に活動している人々・グループ・組織について知ると、どちらにも取り組んでいるケースが多い。その理由は、実践している人々の言葉に耳を傾けるのが一番よい。ここでは、いくつかの論点を挙げて、実践例に学ぶ助けとしたい。

　被災地医療支援と国際保健活動には、いくつかの共通点が認められる。

　まず、支援を必要としているのが少数の個人ではなく、ある広がりをもった地域全体だということである。被災地の場合、災害の規模によって対象地域の広がりはさまざまである。国際保健活動でも、対象地域は国全体や地方自治体など、プロジェクトによって異なる。

　いずれの場合も、支援する側の考え方や諸条件によって、どの範囲の地域で活動するか決まる面もあろう[1]。

　また、現地で確保できる社会資源に制約があり、支援側が持ち込める資源にも、ロジスティック面や、持ち込むことが正しい援助になるかどうかなど、色々な意味で制約や限界がある。

　また、現地の人々と支援者という立場の違いが存在する点も、共通点である。被災地も途上国も、現地の人々は支援者とは異なる生活を営んできている。どのように暮らしてきたかということは、支援を組み立てる上での前提条件となる。また、支援者が現地で活動する期間は、長短の差はあれ限りがある。

　もちろん、災害によって地域でそれまで営まれてきた生活が打撃を受けた被災地と、開発途上の制約によって保健・医療上の支援が必要になっているという、相違点もある。とはいえ、自然災害や紛争などが背景やきっかけになって、途上国支援が計画されることも多い。

2 緊急医療支援と慢性期医療支援・生活支援

　大規模災害時の被災地医療は、5つの段階に分けられ、初期救急医療、避難所などでの慢性期医療、臨時診療所の整備、拠点病院の再整備、地域の復興に伴う医療の整備とされる[2]。

　東日本大震災での支援活動を行った古屋[3]は、超急性期の医療支援とそれ以後の被災地支援に端的に分け、後者では「現地のニーズを細やかに拾うことと、現地のリソースを評価し、支援体制をそれに向けてセットアップして、必要なポイントに適切に配置していくことが重要となる」と指摘している。

　さらに「保健医療分野の「地域力」とは地域のリソースと連携能力と、各所におけるキーパーソンの存在を指すが、これらのいわば「備蓄」が、災害などの緊急時の、臨機応変に動く力を大きく左右する」。「災害時といえど、平時の構造に縛られるため、パフォーマンスの落ちた時の、特に行政の動きは、さらに硬く重たいものとな」り、被災が大きいと、たとえば現地で支援を受ける側のキーパーソンが失われる・余裕がないなどの事態に至り、「支援自体が滞らざるを得ないことがある」という[3]。

　被災地の医療支援とプライマリ・ヘルス・ケア（PHC：Primary Health Care）の共通性は兼ねてから指摘されている[4]。いうまでもなくPHCは1978年に出されたアルマ・アタ宣言によって、いわゆる国際保健活動をはじめ、世界で大きな影響を与えてきた。その5原則とは、①住民のニーズに基づく、②地域資源の有効活用、③住民参加、④多分野間の協調と統合、⑤適正技術の使用とされる。

　被災地の医療支援と国際保健活動における支援は、支援者・グループが連携して現地に入る。その際、現地の状況について、たとえば人々の生活や社会経済環境、保健・医療・福祉をはじめとする資源、行政、地域社会のつながりを理解する。その中で、健康状態の改善・確保に有効な資源や強みを把握し、その地域・コミュニティのつながりや資源が（再）構築されていく道筋を探り、現地の人々と共に歩みを進めるという組み立てになる。

　その際、支援者という「立場のやや自由なものが、それを補完し動く必要が生ずるが、こういう人材がうまく動くことができて、外部支援とうまくコラボレートできると支援の効率がよくなる」[3]といわれる。一方で「被災地では、急性期には全国からの多くの支援者で一時的に「医療者過密」の状況になる。多くの外部支援者が関わる際、被災前はどのような医療環境であり、将来どのような医療環境に戻るのか、また、将来どのような継続的な医療活動が維持可能かということを、本来は被災前から、少なくとも震災直後はともかく、医療者が集まった段階では考えておく必要がある」[5]という側面もある。

3 在日外国人労働者への支援

　国際保健活動では、日本国内に滞在する外国人労働者への支援も、重要な活動分野である[6,7]。たとえば、NGO国際保健協力市民の会SHARE[8]は「言葉や生活習慣の違い、滞在資格などが原因で充分な医療サービスを受けられない在日外国人」に対する支援活動を、海外現地での活動と並行して行っており、健康相談や受診支援だけでなく、通訳の養成・組織化など外国人コミュニティが日本で働き暮らし続ける基盤についての活動も含まれている。

　このように、在日外国人、特に在留資格など社会経済的状態が不安定な労働者に対する支援は、国際保健活動、マイノリティ・グループの支援、地域医療・地域ケアという3つの側面をもつ[9,10]。

（藤井博之）

2 連携教育の位置

それでは、被災地医療支援や国際保健活動において、連携教育はどのような役割を果たしているのであろうか。

1 支援者・支援組織が学ぶ

その大きな柱は、支援者・組織が学ぶ活動であろう。支援者が現地で活動するために必要な能力を身につけるほかに、支援者・組織同士が連携・協働し、いわば学習する組織を構築していくための活動が必要であり、ここではIPEの手法が有効である。

また、支援組織がネットワークを作り、経験の蓄積と継承に活かす上でも、組織や職種を超えた連携教育・学習が意味をもつ。実際、阪神・淡路大震災から東日本大震災、熊本地震に至る震災などの災害時に、活躍するボランティアのネットワークが組織されてきた。このネットワークを通じて、災害支援の経験が蓄積され、人材が育てられていく可能性が生まれている。

2 被災地・現地の学習・教育活動

支援を受け入れる地域での学習・教育活動でも、IPEは有効とされる。限られた人的資源の中で専門家を養成する上でも、コミュニティで暮らす人々にヘルス・ケアについての基本的知識やノウハウを広げる上でも、あるいは人々の中からヘルスワーカーとして働く人材を育てる上でも、IPEの手法が有効とされる。WHOによれば、家族とコミュニティの保健・医療（Family and community health）、HIV／AIDS・結核・マラリア（HIV／AIDS, tuberculosis and malaria）、危機的状況における医療（Health action in crisis）、安全保障としての医療（Health security）、非伝染性疾患とメンタルヘルス（Non-communicable diseases and mental health）、医療システムとサービス（Health systems and services）などが挙げられており、その大半は保健・医療資源の不足する地域での活動を指している。

（藤井博之）

3 実践例

1 石巻市開成地区

　2011年の東日本大震災によって、宮城県石巻市には約7千世帯の応急プレハブ型仮設住宅（以下、仮設住宅）が建設され、また同じく約7千世帯の仮設住宅みなし民間賃貸住宅が設置された。仮設住宅は、家族数に合わせた1K～2DKの住居であったが、多くの部屋が4畳半という狭い空間での生活だった。また、入居が抽選であったために「周囲に知り合いがいない」という声や、自家用車を持たない高齢者からは「知らない地域なので出かけられない」といった声が多く聞かれた。被災した住民が避難所や仮設住宅で生活をする上で、さまざまな健康被害が懸念されたが、その中の一つに「生活不活発病（廃用症候群）」があった。狭い生活空間での生活や失業からそれまで行っていた活動が中断され、生活機能の低下をきたす病態である[11]。宮城県はこの病態の進行を予防するため、「リハビリテーション支援事業[12]」という新しい補助金事業を市町村へ実施させた。これは、理学療法士や作業療法士（以下、リハビリテーション専門職）などが、仮設住宅への個別相談訪問や、集会所を利用した運動指導を行うことで、生活不活発病や障害などを予防する取り組みだった。事業は、市が民間病院や任意団体などへ委託する形で行われ、筆者はリハビリテーション専門職のコーディネーターを務めた。

　筆者の所属している公立病院は、東日本大震災以前は急性期病院であり、主に入院患者のリハビリテーションを行う中で、当然のことながらチーム医療に携わってきた。病院内では、一人の患者に対し、各々の専門職がシステマチックに関わっており、患者に関する疑問点や困りごとがあれば、即日に専門職間で話しあい、解決することができた。しかし、リハビリテーション支援事業で依頼される住民には、当然だが指示を出す医師はおらず、関わっている専門職を探し出すことにも難渋した。そして、地域ではリハビリテーション専門職の存在がごく一部を除いて認知されていないということを知った。住民だけではなく、行政の保健福祉関連職種も同様だった。実際に、筆者は市の事業で老人会や町内会向けに運動講話を行っているが、参加者より「運動の方法を相談したい時はどこに行けばいいのか」という質問を受けることが多く、リハビリテーション専門職が地域資源として認知されていないことを示している。

リハビリテーション支援事業をコーディネートし、1年が経過した頃、委託されているリハビリテーション専門職から「住民で熱中症になった人が多く、体力の低下を感じている」、「住民のADL低下が増えている」という意見が聞かれ、リハビリテーション専門職だけでは、住民の生活不活発病を発見し、防ぐことが困難だと感じた。「災害時における疾患・外傷の予防・治療・管理の重要性は広く認識され、適切な対応への努力が払われている。これに対して「生活機能」への認識と対応は不十分であった」[13]と述べられているように、支援者全般の生活機能低下への危機感は低いと感じていた。そこで、住民の生活不活発病の現状と解決の方法論を探るため、仮設住宅住民を対象にイベントを行った。内容は、簡易測定（アンケート[14]、体力測定）と、生活不活発病予防に関する講話と集団運動、個別相談を行った。イベントの企画は、筆者とリハビリテーション支援事業を委託されている2団体のリハビリ専門職5名で行い、住民への広報は仮設住宅を巡回している社会福祉協議会と連携した。企画の中で、生活不活発病は単純に運動を推進すれば防げるものではなく、生活習慣や生活環境、社会的因子が深く関与しているため、リハビリテーション専門職以外に保健師や看護師、栄養士、ソーシャルワーカー、地域包括支援センターなどとの連携が重要であると考えた。また、連携することにより、他職種が生活不活発病予防やリハビリテーション専門職の能力について認識を深めてもらう機会になると考えた。さらに被災地の現状や地域活動について知識を深めてもらうために、リハビリテーションや福祉を学ぶ学生にボランティアを募った。

　その結果、2012年11月に第1回、2013年3月に第2回を開催し、リハビリテーション専門職12名（うち、大学教員1名）、看護師・保健師各1名（うち、地域包括支援センター1名）、栄養士1名、社会福祉士1名が企画に賛同し、協働することができた。また、合計9名の学生がボランティアとして集まった。

　参加した住民には、簡易測定を通じて自身の体力や生活を見直してもらい、また、多職種による相談対応や運動指導を行った。この企画を通じて最も得られた効果は、地域で住民を支援する他職種に対し、リハビリテーション専門職の存在を周知できたことだと感じている。これにより、この企画に参加しなかった住民であっても、何かしらのリハビリテーションへのニーズがあった場合、他職種からつながることで地域での多職種連携が行えると思われる。「地域のなかで日ごろから多職種、多施設が連携し、協働する体制が構築されていることは、震災支援やその後の医療福祉分野の復興が円滑に進むための要素として非常に重要である」[15]と述べられているように、今後は地域での多職種連携を構築していくことが重要であり、我々の活動もこの一手段であったと感じている。前述したように、地域では病院の中のようなチーム医療は簡単に行えない。このような活動を通じて、地域での多職種連携の視点を育成していく必要性を感じた。

（千葉智子）

2 気仙沼市本吉町

　本吉病院は宮城県の最北気仙沼市の中の最南部、本吉地区（旧本吉町）にある地域小病院である。旧本吉町は2009年に気仙沼市に合併したが、エリアとしては対象人口11,000人、高齢化率30%（合併当時）であり、本吉病院はその中で内科常勤2人で38床の病床をもち、主として消化器内科の外来と入院治療を行いながらも、訪問診療や小児の診察などは行っていなかったと聞く。

　2011年3月の東日本大震災で本吉病院も大きなダメージを受けた。1階部分は津波で使用不可能になり、医療機器やカルテも水につかり、当時の入院患者を県外の病院に転送をはたした後、常勤医師は退職となった。当時の職員は、震災直後のTMAT（徳洲会グループの医師が中心となって災害医療救援活動などを行うNPO法人）をスタートとして、半年間はあちこちの団体個人からの支援医師を頼りに救護所としての活動を行い、2011年10月に川島実医師、2012年4月に齊藤稔哲医師の着任をもって、本来の病院としての体制が整えられた（筆者は、2011年10月から月1～2回の外来診療と訪問診療を担う非常勤医師として現在まで勤務している立場である）。

　災害直後の支援医師たちに続く、総合診療系の2人の医師の着任で、本吉病院は震災前とはまったく異なるスタンスをもって活動する病院となった。
　①全年齢・全疾患をまずは診る、総合診療型病院となった。
　②震災前には積極的に行ってこなかった在宅医療を医療活動の大きな柱とする病院になった。
　③医科歯科連携、多職種連携を積極的に行う病院となった。
　④多くの研修医や学生実習を受け入れる、総合診療の研修病院となった。
　⑤市内の仮設住宅や復興支援住宅での被災者の健康相談にも取り組む病院となった。

　上記の背景には、以下の2点が挙げられる。
　まず、当該地域で唯一の医療機関（当時）として（気仙沼線の被災もあって）気仙沼市街区との交通がさらに悪化した中で、直接の被災があったにもかかわらず救護所として実際に総合的な外来診療を行ったこと。
　次に、常勤として赴任することになった川島医師はもともと沖縄の徳洲会病院で研修を行った総合診療医であり（当初はTMAT支援医師として本吉病院に派遣された）、齊藤医師は小児科にベースをもつ総合診療医であったこと。
　そしてそれに加えて、東日本大震災後の3月25日、気仙沼市で成立した医療支援チーム「気仙沼巡回療養支援隊（以下、JRS）」の果たした役割が見逃せない。

震災後、停電で電動ベッドやエアマットのトラブルとなり褥瘡患者が多発した気仙沼市には、健康相談と訪問診療を活動の柱とする特別な医療支援チーム「JRS」が、気仙沼市立病院で地域に目を向けていた外科医師・気仙沼で唯一訪問診療に積極的に取り組みながらも被災して診療所を失っていた医師・愛媛県松山市で訪問診療に特化した診療所を運営していてJMAT（日本医師会災害医療チーム：Japan Medical Association Team）として気仙沼に赴いていた医師・国際保健活動を行っている団体（国際保健協力市民の会SHARE）の医師らにより、気仙沼市民健康管理センター「すこやか」内に成立した（のちに市内イオン駐車場に移動）。このJRSは、他の医療支援チームよりも長期にわたる2011年9月30日まで活動を継続した。これまで在宅医療のリソースに乏しかった気仙沼市においてJRSの活動は、全ての分野にわたって気仙沼医療の中心であった気仙沼市立病院への在宅患者の紹介や逆紹介も行われ、市内の在宅患者をめぐる多職種連携をおおいに刺激する形となった。中でも、歯科医師・歯科衛生士もボランティアに迎えての口腔ケアメインの活動は、他の国内の災害現場でも類をみない。またJRSではその特別活動として、「気仙沼口腔ケア・摂食嚥下・コミュニケーションサポート（以下、KCS）」を展開。こちらは、筆者がマネジメントしてJRS活動が終了したのちもボランティアとして継続、2013年4月地域の多職種勉強会「気仙沼・南三陸『食べる』取り組み研究会」の活動に引き継がれた形になっている。気仙沼はこれらの活動を通じて、全国的にも優れた「口腔ケア・食支援」の町となったが、このベースにはJRS及びKCSの活動に対し、地元気仙沼医師会・歯科医師会の全面的な支持があったことが大きい。JRSの撤収時には、本吉地区で担当する患者を、現地医療機関つまり本吉病院に引き継いでもらわざるをえず、このタイミングで川島医師が着任し（筆者ら支援医師もサポートに入る形で）本吉病院における訪問診療、訪問看護も正式に開始された。また医科歯科連携に関しては、PCAT（日本プライマリ・ケア連合学会において、医師をはじめとする多職種の医療専門職で構成された災害医療支援チーム）で支援歯科医師として2011年5月気仙沼に赴いて長期にわたって活動した一瀬浩隆歯科医師の役割が大きい。一瀬歯科医師はPCATの一員として2011年5月JRSに参加。その後、活動の終了まで一貫してサポート。2012年からは気仙沼市内の開業医での勤務と、神奈川県の摂食嚥下障害に先進的に関わる病院への研修を2年間にわたって継続、その上で本吉病院の非常勤医師として医科歯科連携の中核となった。そうしながらもKCSそして「気仙沼・南三陸『食べる』取り組み研究会」の活動に中心的に関わり、2014年4月から2016年秋まで本吉病院に週数日以上の勤務を行い、院内の口腔ケア・食支援、院内外の医科歯科連携・多職種連携、そして気仙沼市全体さらには全国的な活動にも邁進した（現在は本拠地を県外に移しているが非常勤医師は継続）。2012年4月着任の齊藤医師もPCATの一員として一瀬歯科医師と同時期（2011年5月）に気仙沼に来ていたことも、強力な連携の基になっている。いまや本吉病院は「気仙沼市全域での多職種連携による在宅医療の充実」を目標に掲げ気仙

沼市全体を牽引する「多職種連携・教育病院」として機能している。

要点をまとめると
- 平素からの取り組みが急場においても真価を発揮できるのが多職種連携。一方、急場の取り組みから平素の取り組みにもつなげていけること。いってみれば危機をチャンスにもできる可能性があること。
- 関わる個人の取り組みが、集団での取り組みを左右し、集団や組織での取り組みが個人にも影響する。この相互作用がすなわち教育的であること。

（古屋　聡）

3 佐久総合病院・国際保健委員会

1 国際保健医療への貢献という理念

　佐久総合病院（長野県佐久市）の理念は「…地域づくりと、国際保健医療への貢献」と締めくくられている。一見すると無関係な、信州の山村の総合病院と「国際保健」とに通底するのは、限られた社会資源の中でも、そこにある力を活かし、地域のニーズに向かい合うという、まさにプライマリ・ヘルス・ケアの思想そのものである（図5-1）[16]。

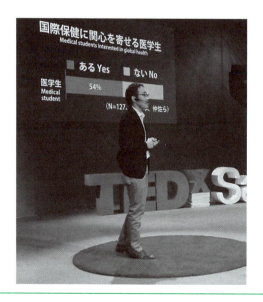

図5-1　TEDxSakuで地域医療と国際保健の共通点について語る筆者

しかし、「国際保健医療への貢献」が病院全体で共有され、具体化されてきたとは言い難い。たとえば、青年海外協力隊に志願した職員は一旦退職を余儀なくされ、その後の再就職の約束もなく不安を感じながら任地に向かうのが通例であった。

❷ 国際保健委員会の立ち上げ

　こうした状況を疑問に感じていた医師、看護師、臨床検査技師、リハビリテーションスタッフ、事務職員など約20名が集まり、2013年4月に国際保健委員会[17]が立ち上がった（図5-2）。新入職員も部長も上下関係なく机を囲み、後期研修医の筆者が委員長に指名されたこともフラットな組織を端的に反映していた。委員会はまず、「地方病院の職員が、世界の健康に貢献するにはどういう関わり方があるだろうか」という問いから議論を始めた。

　この問いかけは、同年8月に開かれた第1回佐久国際保健セミナーに全国から集った60名の仲間たちにも共有され、「日本の経験が世界各地の状況に適用可能か、逆に、日本は世界の経験から何を学びうるのか」と論じ合った。学生、医療者にとどまらず、会社員、公務員、法律家、地域住民など多様な背景をもったセミナー参加者が議論に厚みをもたせた。

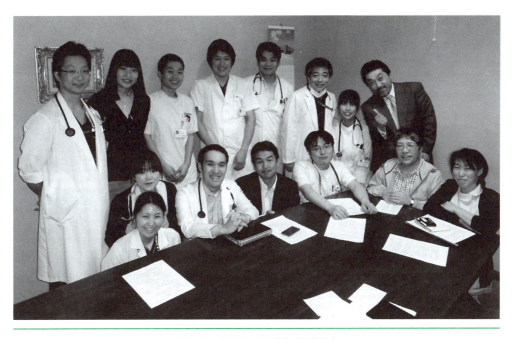

図5-2　初めての国際保健委員会
初めての国際保健委員会には医師、看護師、臨床検査技師、リハビリテーションスタッフ、事務職員など多様なスタッフが集まった。

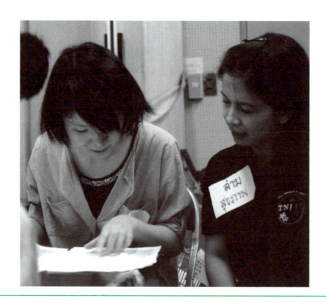

図5-3　地域に暮らすタイ人への無料健康相談を行う委員会メンバー

❸ 地域住民とともに

　セミナーでの多様な参加者による学びに触発され、2014年3月には、身近な地域（local）から世界（global）の健康について考える機会を提供するためのグローカルカフェ（Glocal Café）も始まった。講師役は地域のおじいちゃん（衛生指導員）から大学教授や視察に訪れた外国政府高官までさまざまで、食事を囲む場合もある。

　また、委員会には青年海外協力隊の経験者や、海外大学院の卒業生など、多様な経歴を持つ多職種が参加しており、それまで院内で埋もれていた人的資源を再発見することができた。この強みを活かして、日本語を話せない患者・家族のための「医療通訳制度」を充実させたり、地域の中に出向いて「外国人無料健康相談（図5-3）」を行うなど、地域のニーズに向き合ったプライマリ・ヘルス・ケア活動へと自然と広がりを見せた。

❹ 現職参加制度と国際保健研修

　2014年2月には委員会が中心となり、海外で国際保健活動に従事する間も佐久総合病院職員の身分と給与が保障される「現職参加制度」を、全職員を対象に整備した。これも多職種で構成する委員会が主導した成果であった。今後はより幅広い職員を対象に、より体系的に、世界各地のフィールドで国際保健を学ぶ機会を提供していきたい。

〈座光寺正裕〉

4 国際保健協力市民の会SHAREの活動～東日本大震災時に経験した緊急災害時の多職種連携のコーディネート～

　私たちの団体は1983年の創設以来、アジア・アフリカの開発途上国で保健衛生の向上のための支援を行ってきたNPOである。資源が限られた中でどのようによりよい健康を築いていけるのか、こうした視点から、国内でも医療の行き届きにくい場面での活動を行ってきた。1992年以来継続して取り組んでいるのは在日外国人の医療に関する活動である。また、阪神・淡路大震災、中越地震、東日本大震災でも災害現場に医療チームを派遣し保健医療の復興のお手伝いをしてきた。自然災害時には地域の保健医療が充分機能できなくなる中で外部の支援が必要となる。しかし、この外部の支援が地域のニーズを充分把握せずにばらばらに動き始めるとかえって復興の妨げになる。阪神・淡路大震災では保健所の管轄ごとに支援者と地元の医療福祉関係者の連絡会を持ち調整することが重要であることを学んだ。

　東日本大震災は過去の災害の経験の積み重ねからDMAT（Disaster Medical Assistance Team：災害派遣医療チーム）と呼ばれる病院単位の小さな救急医療のユニットが迅速に被災地に展開した。しかし、DMATが避難所に到着してみると重症患者の救急救命医療は想定していたよりも少なかった。津波という災害の性格上、もともと病気があったり障害がある人ほど避難が困難だったためであろう。また、三陸沿岸ではもともと入り組んだ地形の上に津波による被害や燃料の不足から長期間交通が遮断され、小規模な避難所や自宅に多数の高齢者・要支援者が取り残されていたためでもある。被災後1週間以上が経ち、支援の医療チームが小規模な避難所や自宅へたどり着くようになると、孤立した住居で重症化していた高齢者たちが次々と見つかり病院に搬送されるようになった。ここにきて地元の病院医師から孤立している高齢者・要支援者の安否確認と医療への橋渡しの重要性が提起された。私たちは、3月18日に東北国際クリニックとの協力関係の元に名取市での活動を開始していたが、状況のより厳しい三陸沿岸に先遣チームを送ったのがちょうどその頃であった。こうして私たちも参加し、地元と外部支援の医療福祉関係者が連携して気仙沼市当局の傘下に「気仙沼市巡回療養支援隊」が結成された。そして気仙沼市では、他の被災地に先駆けて、被災した高齢者・要支援者を訪問し重症化する前に見つけ出すローラー作戦が実施されることになった（図5-4）。

　平時には地域の高齢者・障害者を支えているのは保健師、訪問看護師、介護事業所から派遣されるケアマネジャー、ヘルパー、地域の住民など多様な人材である。しかし、気仙沼市では訪問看護ステーションが被災し記録も車もほとんど水没。保健師たちは市内に100か所近く設置された避難所での健康管理に追われていた。こうした状況下、DMATだけでなく、さまざまな医療チーム、各地の自治体が派遣する保健師、病院や大学などが派

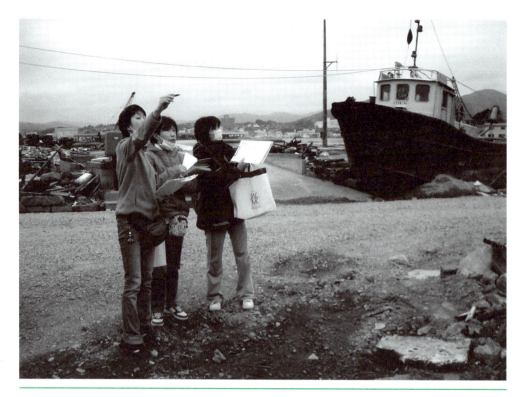

図5-4　保健師や民生委員の情報で被災地を回る訪問看護師

遣した看護師のチームなど続々と専門職が支援に訪れた。しかし、私たちも含めて外部の支援者の限界は、いずれも数日から一週間程度の短期間で交代してしまうこと、地元の地理条件や社会資源の状態を知らないということである。それぞればらばらに活動をしては、訪問先が重複してしまったり、せっかく見つけた要支援者をどこにつなげてよいかわからないという状況が起きてしまう。私たちが過去の災害から学んだ教訓[★11]は、こうした地域全体を見渡して支援者の配置を采配する担当者を置くことが重要であり、それは地元の社会資源を熟知している地域の保健所や自治体の職員たちに担ってもらうのが一番よいということである。しかし、三陸沿岸地域では地域の保健師たちは多くが被災しており、膨大な数の避難所の運営で疲弊しこうした時間的な余裕はなかった。そこで、私たちは3月31日から半年間、こうした外部の支援の専門職と地元の保健師をつなぐためのスタッフを派遣し、このコーディネートを担当することとした。

　地域で生活する高齢者・要支援者の健康はさまざまな社会資源が重層的につながることで守られている。健康リスクにさらされながら家に引きこもっている高齢者を探し出すた

★11…【東日本大震災から学ぶ連携の教訓】（③p162）参照

めには、保健師と共に優先度の高い地域を絞りだし、訪問を計画する。訪問中は地域の状況を知っている民生委員や食生活改善委員などの地域のボランティアの手助けがなければ誰がどこに避難をしているかもわからない。いざ要支援者が見つかったとして、どのタイミングで誰につなぐのか、極めて慎重な判断を要する。80代の女性が褥瘡のある寝たきりの夫を精神障害のある娘と一緒に介護をしているといったケースに行き当たった時、要支援者を集めた避難施設に移すべきなのか、そのまま在宅での支援をするべきかといった判断は、地域の医療福祉だけでなく交通の復興状態などさまざまな情報のアップデートや住民相互のつながりといった情報がなければ決定が困難である。

こうした事例は地元の保健師やケアマネジャーを交えたカンファレンスなどで方針を探っていく必要がある。コーディネーターは多職種間をつなぐ役割と情報を次のチームに伝えていく時間を越えた連携の確保といった二つの役割を負っており、活動開始1か月後からは、海外での保健協力活動の経験がある看護師を一名現場に常駐させることとなった。

私たちはしょせん外部の支援者に過ぎず、地域の事情にうとく不十分なところも多々あった。

しかし、早期から地元の関係者に協力して外部支援の保健医療職を束ねる組織を作ることができたことにより、地域全体の安否確認をいち早く行うことができ、被災地支援の新しいモデルとして注目された。災害救援の現場では、せっかく意欲の高い支援者が集まっても有効な働き方がわからずにかえって地域の関係者を疲弊させてしまうことも起きかねない。人材が欠乏する緊急災害時こそ、支援者は自分ができることを実施するのではなく、一歩下がって状況を見定め地域に必要とされることを実施することが重要である。そのために、多職種間の連携を保証するコーディネート機能を早期に確立することが重要だったのである。

(沢田貴志)

引用文献

1) 本田徹：途上国と日本の「草の根」医療とプライマリ・ヘルス・ケア；人のいのちがひとしなみに尊重されるために．学士会会報 2010：124-129，2010．
2) 泉眞樹子：東日本大震災における災害医療と医療の復興(国立国会図書館調査及び立法考査局：東日本大震災への政策対応と諸課題)．国立国会図書館，2012，pp35-56．
3) 古屋聡：医療・保健・福祉の連携［國井修(編)：災害時の公衆衛生；私たちにできること］．南山堂，2012，pp232-248．
4) 北澤彰浩，小松裕和，他：被災地におけるプライマリヘルスケア支援活動の重要性．日本農村医学会学術総会抄録集 54：239，2005．
5) 長純一：仮設住宅における健康課題．日本内科学会雑誌 103：1985-1990，2014．
6) 沢田貴志，稲葉雅紀，他：シンポジウム転換期を迎えた在日外国人医療；治療アクセスを進める世界情勢の中で今求められること．日本エイズ学会誌 9：108-111，2007．

7) 沢田貴志：全ての人に健康を！いのちを守る人を育てるシェア．総合メディカル(Online)，〈https://www.dtod.ne.jp/journal/article13.php〉，(accessed, 2017-6-8)．
8) SHARE 国際保健協力市民の会：ホームページ．SHARE 国際保健協力市民の会(Online)，〈http://share.or.jp/share/org/idea/chara.html〉，(accessed, 2016-10-1)．
9) 本田徹：新しい地域医療の創出にむかって；21世紀のプライマリ・ヘルス・ケアを礎として考える．杉浦地域医療振興賞・杉浦地域医療振興助成報告集 2：12-15, 2013．
10) 本田徹：人びとのライフスキルとしてのプライマリ・ヘルス・ケア；母子保健と超高齢社会：グローバル・ヘルスの 2 つの対照的課題に直面して．国際保健医療 29：102-105, 2014．
11) 内閣府：中山間地等の集落散在地域における地震防災対策に関する検討会提言．内閣府(Online)，〈http://www.bousai.go.jp/kohou/oshirase/h17/pdf/chusankan_teigen.pdf〉，(accessed, 2017-6-8), p8．
12) 宮城県：みやぎ被災者生活支援ガイドブック．宮城県(Online)，〈https://www.pref.miyagi.jp/uploaded/attachment/609405.pdf〉，(accessed, 2017-6-8), p55．
13) 大川弥生：生活機能低下予防マニュアル；生活不活発病を防ごう．公益財団法人　日本障害者リハビリテーション協会情報センター (Online)，〈http://www.dinf.ne.jp/doc/japanese/resource/bf/manual/saigaijiseikatsukinouteikayobou_manual.pdf〉，(accessed, 2017-6-8), p1．
14) 前掲 13), p10．
15) 竹内伸行：円滑な支援のために必要なもの．理学療法ジャーナル 49：239-242, 2015．
16) 座光寺正裕：TEDxSaku「佐久から世界に健康を」．佐久総合病院(Online)，〈http://www.sakuhp.or.jp/ja20150212/news/002372.html〉，(accessed, 2017-6-8)．
17) 佐久総合病院国際保健医療科／国際保健委員会：facebook ページ．facebook (Online)，〈https://www.facebook.com/SakuGlobalHealth/〉，(accessed, 2017-6-8)．

参考文献

齊藤稔哲：被災から再生へ．地域医療 52：62-67, 2015．

索引

[数字、欧文]

ADL →日常生活動作（ADL）の項を参照
COPD →慢性閉塞性肺疾患（COPD）の項を参照
DMAT →災害派遣医療チーム（DMAT）の項を参照
EOLチーム　61
JMAT →日本医師会災害医療チーム（JMAT）の項を参照
IADL →手段的日常生活動作（IADL）の項を参照
ICT　71
PCAT　101
PCTチーム　61
PHC →プライマリ・ヘルス・ケア（PHC）の項を参照
VE →嚥下内視鏡検査（VE）の項を参照
VF →嚥下造影検査（VF）の項を参照

[あ]

アイスブレイク　37
アルマ・アタ宣言　95

[い]

医学モデル　34
医師　4, 5, 6, 7, 8, 9, 10, 11, 12
医療者過密　95
医療ソーシャルワーカー　4, 5, 6, 7, 10, 11, 12
医療崩壊　56
医療リンパトレナージセラピスト　12
胃ろう　8

[え]

嚥下
　　　――カンファレンス　60
　　　――造影検査（VF）　8, 59
　　　――内視鏡検査（VE）　59
援助関係の非対称性　19, 20

[か]

介護
　　　――支援専門員（ケアマネジャー）　2
　　　――施設　53
　　　――療養型医療施設　53
　　　――老人福祉施設　53
　　　――老人保健施設　53, 54
階層構造（ヒエラルキー）　34
かかりつけ医　77
学習目標　40
喀たん　79
　　　――吸引　79
過剰診療　77
家庭医　87
看護師　4, 5, 6, 7, 8, 9, 10, 11, 12
管理栄養士　4, 5, 6, 7, 8, 11, 12

[き]

義肢装具士　4, 5, 12
機能不全　20
救急
　　　――救命士　4, 5, 6, 7, 8, 9, 10, 11
　1次――　7
　2次――　7
　3次――　7
急性期　48
　　　亜――　48

[く]

グリーフケア　4

[け]

経管栄養　8
ケースカンファレンス　39
権威勾配　56
言語聴覚士　6, 8, 10, 12, 59, 87

[こ]

口腔ケア　101
誤嚥性肺炎　8
国際保健活動　94
ゴミ屋敷　18
困難ケース　14

[さ]

災害派遣医療チーム（DMAT）　105
在宅医療
　　　――介護連携推進事業　1, 50
　　　――推進事業　13
　　　――連携拠点事業　1, 13
作業療法士　4, 5, 6, 7, 8, 9, 10, 11, 12

[し]

ジェネラリスト　55
歯科
　　　――医師　5, 6, 8, 10, 11
　　　――衛生士　5, 6, 8, 10, 11, 12
死生観　4
失語症　87

——友の会　88
社会的排除　17
社会防衛論　19
手段的日常生活動作（IADL）　12
褥瘡対策未実施減算　56
事例検討会　39
人工透析　6
診療
　　　——情報管理士　7
　　　——放射線技師　5, 7, 8, 10, 11

[せ]
生活
　　　——不活発病　98
　　　——保護　16
　　　——モデル　34
精神保健福祉士　7, 11, 12
生命維持管理装置　11
世代間ギャップ　35
摂食嚥下サポート　58
セルフネグレクト　18
専門職
　　　——による二次的差別　19
　　　——の権威性　19

[そ]
総合
　　　——医　77
　　　——診療　100

[た]
ターミナルケア　30
武谷三段階論　25
多重問題ケース　23
惰眠観　17

[ち]
地域
　　　——アイデンティティ　69
　　　——医療の定義　68
　　　——資源　82
　　　——包括ケアシステム　68
　　　——マネジメント　68
　　　——まるごとケア　68
　　　——連携パス　85, 86
チーム
　　　——医療　2, 3
　　　——ビルディング（組織進化）モデル　24
　　　——ワーク　15, 52
　　　アソシエイト——　48
　　　医療安全管理——　11
　　　医療機器安全管理——　9, 10, 11

栄養サポート——　6
課題別医療——　3, 57
感染症対策——　8, 9
緩和ケア——　4, 5, 61
救急医療——　7
現象段階の——　25
コア——　48
呼吸ケアサポート——　9, 10
コンサルテーション型——　52
実体段階の——　25, 26
褥瘡管理——　3, 4
摂食・嚥下——　8
中央集権型——　29
テクノエイド支援——　62, 63
糖尿病——　4, 5
本質段階の——　25, 26
リハビリテーション——　12
中心静脈栄養　8

[て]
デスカンファレンス　42
テクニカル・エイド　62
テクノエイド　62

[と]
当事者理解　31

[に]
日常生活動作（ADL）　7, 9
日本医師会災害医療チーム（JMAT）　101
人間全体（Hole Human）　22

[は]
廃用性症候群　98
ハンセン病患者への差別の問題　19
伴走　20, 21

[ひ]
東日本大震災　98, 100, 105
被災地医療支援　94

[ふ]
福祉機器展　89
福祉の医療化　29
プライマリ・ヘルス・ケア（PHC）　95, 102

[へ]
ヘルスケアシステムサイエンス　69

[ほ]
訪問看護ステーション　2
訪問リハビリテーション　87

ポリファーマシー　52
本人の意向　68

[ま]
マインドフルプラクティス　36
慢性閉塞性肺疾患（COPD）　9
モデル
　　　インターディシプリナリー——　28
　　　トランスディシプリナリー——　28，48
　　　ネットワーク——　28，49
　　　マルチディシプリナリー——　28，48
　　　連携・協働——　28，48，49
　　　連絡——　28，48

[も]
モジュール教材　86

[や]
薬剤師　4，5，6，7，9，10，11，12

[よ]
弱くある自由　18

[り]
理学療法士　4，5，6，8，9，10，11，12
臨床
　　　——検査技師　4，6，7，9，10，11，12
　　　——工学技士　6，7，9，10，11
　　　——心理士　5，12

[れ]
連携
　　　——の擬態化　27
　　　事業所間——　71
　　　事業所内——　71

装幀…どいちはる

ラーニングシリーズ　IP（インタープロフェッショナル）
保健・医療・福祉専門職の連携教育・実践
④臨床現場でIPを実践し学ぶ

2018年3月27日　初版第1刷発行 ©

編 著 者　藤井博之
　　　　　　ふじい ひろゆき

発 行 者　中村三夫

発 行 所　株式会社 協同医書出版社
　　　　　〒113-0033　東京都文京区本郷3-21-10
　　　　　電話03-3818-2361　ファックス03-3818-2368
　　　　　郵便振替00160-1-148631
　　　　　http://www.kyodo-isho.co.jp/　E-mail：kyodo-ed@fd5.so-net.ne.jp

D　T　P　Kyodoisho DTP Station
印刷・製本　横山印刷株式会社

ISBN 978-4-7639-6032-0　定価はカバーに表記

JCOPY 〈(社)出版者著作権管理機構 委託出版物〉

本書の無断複写は著作権法上での例外を除き禁じられています．複写される場合は，そのつど事前に，(社)出版者著作権管理機構（電話 03-3513-6969，FAX 03-3513-6979，e-mail：info@jcopy.or.jp）の許諾を得てください．
本書を無断で複製する行為（コピー，スキャン，デジタルデータ化など）は，「私的使用のための複製」など著作権法上の限られた例外を除き禁じられています．大学，病院，企業などにおいて，業務上使用する目的（診療，研究活動を含む）で上記の行為を行うことは，その使用範囲が内部的であっても，私的使用には該当せず，違法です．また私的使用に該当する場合であっても，代行業者等の第三者に依頼して上記の行為を行うことは違法となります．